康妮 瑞莎

精準控醣

全球第一本
連續血糖機
全攻略

連續血糖機檢測為你與家人有效減肥並改善慢性病

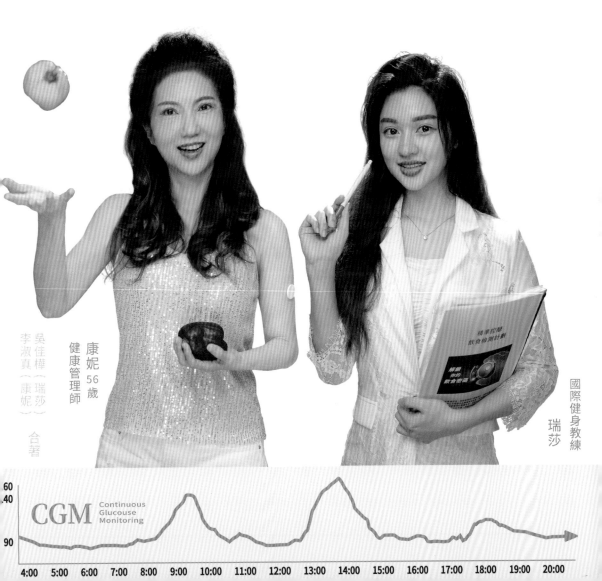

吳佳樺（瑞莎）
李淑真（康妮）合著

康妮 56 歲
健康管理師

國際健身教練
瑞莎

CGM Continuous Glucouse Monitoring

60
40
90

4:00   5:00   6:00   7:00   8:00   9:00   10:00   11:00   12:00   13:00   14:00   15:00   16:00   17:00   18:00   19:00   20:00

血糖是萬病之源，好好控醣逆轉健檢紅字

——陳德卿（立人醫事檢驗所執行董事）

我們的身體是神奇精密的機器，它盡責努力的讓我們每個人都保持健康的內在平衡。當你在被宣判糖尿病、洗腎、心血管疾病或癌症之時，其實這些病都不是急急而來的，而是你長期不良或不正確的生活習慣、飲食形態慢慢磨損你的健康平衡，功能失調導致慢性發炎或慢性病惡化，直到身體無法承受而爆出大病來。很多疾病都可以往前推朔數年以上歷史，才形成今天的疾病，而且這期間，你可能身體都沒有太大不舒服的感覺。就像糖尿病前期，如果你忽略了定期做檢查，如飯前血糖、糖化血紅素、胰島素阻抗等，你是否會了解胰島素分泌正發生變化？此時是否該即時調整飲食、運動、生活節奏？甚至透過專業營養師及新科技 AI 分析檢測，提早預防改善做到逆轉，那人生就會持續多彩多姿。不要認為有病再吃藥就好，記得，吃藥不會逆轉，腎臟壞了幾乎不會再恢復。提前做出預防與改善，其實可以避免掉絕大多數的疾病；起碼慢性疾病不會太早降臨、然而大多數人在身體失去健康前都缺乏危機意識，總是不見棺材不掉淚，直到某一次突然中風或心臟絞痛等病狀時才會驚覺健康的重要性。

我自己的母親就是切身之痛。她 60 多歲時突然被告知患上糖尿病，雖然當時醫師告知少糖的概念，但具體什麼是醣類又該如何控制呢？幾乎和眾多的糖友一樣並不完全清楚，加上母親對飲食、運動的

知識不足，最後跟多數人一樣依靠吃藥來維持血糖值，然而靠吃藥並無法逆轉，隨著年紀增長病情漸漸惡化。77 歲開始洗腎，洗腎後帶來巨大的生活變化，以前是樂觀風趣愛聊天的老媽，現在即使我們逗她開心，瘦弱疲憊的她也只能勉強擠出一絲笑容；現在把她以前特別喜歡的美食放在面前，也毫無興趣與胃口。母親的生命雖然維持下來，但肉體卻已被病痛折磨的弱不禁風，原本有趣的靈魂更是煙消雲散。當抱著她羸弱的身軀時，都能痛心地感受到病魔在她體內無情地啃噬，生命似乎只剩下病痛的氣息與無奈的等待！

另外，母親的狀況需要外傭的全天照護，我們三兄弟都要上班，所以只能輪流來照顧她。除了金錢和時間上的負擔外，長時間也造成家人們身心的壓力與疲累。現今社會因工作忙碌及少子化不得已將長者送到長照中心。長照中心也算是另一種營利單位，能做到的只有最基本的生活照顧，並無法改善病情。能想像長者病痛之餘又無法得到親人日常的關愛，長期造成生理和心理雙重失落感。所以每當去探訪自己的親人時，更多的是心酸不捨，對病人、對家人都是漫長的折磨。

當年歲增長，身邊認識的人的也都陸陸續續出現健康的問題。立人在醫療檢驗上深耕多年且技術精進，所以親朋好友們也都陸續來此做體檢驗血報告。在這行業工作久了，有關健康的經驗與案例也逐年

累積。工作之餘我會幫朋友們長年追蹤報告，針對有異常的體檢數據會提醒朋友該如何找相應的專家問診，就是希望他們不要再重演大病之痛，做到提早發現癥灶並及早改善逆轉，避免身體健康繼續惡化，那人生就能持續多姿多彩！

今年 62 歲的我，糖化血紅素控制在 5.5；但年輕時，糖化血紅素曾經是 6.6 的超標值，因為公司上班時間長，在辦公室裡有各式各樣同事或客戶朋友送的糕餅、水果，我原本就愛吃甜點，餓了就直接拿來填飽肚子，結果一段時間下來，我的糖化血紅素居然蹭蹭地往上達到 6.6（正常是 4～6），發現問題後，我開始改變飲食習慣，並試著去選擇喜歡的運動並長期執行監控。我現在的糖化血紅素比年輕時的還要好。雖然工作繁忙，但我還是持續堅持每週至少三次慢跑運動，而且慢跑的成績一直進步中，這就是逆轉！

醫界公認，血糖是萬病之源。血糖惡化帶來的各種慢性病，如：腎臟衰竭、眼睛病變、高血壓、高血脂、心血管疾病等幾乎都來自血糖異常，尤其中風已經越來越年輕化，也與血糖震盪有很大關聯。因此血糖必須要維持在理想範圍內，是多年來我在檢查報告上為家人朋友們特別關注的重點之一。

與康妮相識將近二十年，55 歲的她依然保持美麗的外貌與勻稱的身材。她的健康報告指數與精神狀態比起十年前更好、更年輕。近年來她專心於血糖對肥胖與慢性病的改善研究，有鑑於舊式傳統的指尖血檢測，只能取點採樣的猜測摸索，康妮及她的團隊多年研究努力實驗的心得，巧妙地率先運用先進的連續血糖機的數據、改變你飲食的順序，就能有效輕鬆掌控血糖的完整變化，確實精準地為不同體質的每個人改善肥胖與慢性病，且達到預期滿意的效果。

　　年過六十的我在醫療檢測的專業裡一生懸命、竭盡所能。期間經歷所見所聞何止萬千。身體健康的議題茲事體大，絕對必須嚴謹看待。希望日新月異不斷改良的精準醫療技術能更有效地幫助眾人，讓更多人能夠及早改善身體狀況，重新獲得暌違已久的健康與美好幸福生活。

陳德卿
立人醫事檢驗所執行董事

陳德卿：任職立人醫事檢驗所將近 40 年，現任執行董事職務，協助配合各大醫療院所如台大醫院、馬偕醫院……的代檢業務。

康妮自序

> 「減少血糖震盪改善慢性病是通往健康長壽與凍齡美麗最天然的捷徑。」──康妮

　　以前朋友們都稱我是吃不胖的女神,然而 40 歲過後,發現女神的腰也會跟大家一樣越來越熊。當我 42 歲時,我親愛的大哥因大腸癌 49 歲就英年早逝,醫生說這可能是跟他長期外食有關。所以生活中我特別注重飲食、堅持健康食材、盡量避免外食、慎選調味品等等。經常追隨名嘴專家控制飲食、少油少鹽、自己做饅頭、早上吃麥片、跟著陳 x 卿天天喝蔬果汁、認真地學著健康食譜做飯、吃八分飽、若還沒到吃飯時間餓得心悸會吃塊高單位巧克力來補充,並且日常會用手機運動軟件每天鍛鍊。儘管如此,我的健康檢查報告中膽固醇還是超標、體重依然只漲不跌。朋友們都說這就是所謂的老化,是很自然的現象。

　　我內心疑惑,這麼用心自律,為什麼還是得不到我要的健康成果呢?難道是追求健康的方法上出了問題?心中不服輸的個性催促著我一定要找出答案做出改變。多年來不斷的看書研讀、上課觀摩、臨床受訓、親身體驗……這才恍然大悟,原來生活中充斥著好多錯誤的知識,正在用焦慮殘害我們的健康,釣出我們的錢包,而我之前也是一隻被誤導的肥羔羊。一路走來雖說辛苦但收穫良多,不僅在健康減重領域擁有學術理論的依據,並取得健康管理師和減重管理師證照,更是在實際生活中親身與肥胖和糖尿病患者們共同努力改善健康過程中

獲取甚多實際有效的珍貴經驗。

今年已經 56 歲的我，因為對於身體機能的運作與調控都了若指掌，所以身材與體檢的各種數據指標幾乎都可以根據自身的需求，輕鬆調整改善並掌控。膽固醇下降到了標準範圍之內且高低膽固醇的比例非常漂亮，腎絲球過濾率上升，維他命 D 含量也足夠，肌肉量更是飽滿。除了健檢報告數據逐年變好外，體重與腰圍都能保持在理想狀態中，可以經常跟小女兒一起穿短褲和露臍裝。

年過半百、身經百戰的我一路走來踩過各式各樣的坑：网上一些植入廣告，不負責任的健康偽知識，或是個別醫生堅持老舊學術觀念與偏見，鋪天蓋地的網紅洗腦宣傳視頻等等，弄得真假不分、是非難辨、嚴重影響人們對病情的認知與誤解，導致延誤時機加重病情。

醫生經過檢查確實可以知道你有什麼病痛，可以很熟練地開出醫療體系內的制式用藥。然而對於多種慢性病，尤其是三高和糖尿病來說，這些藥物通常都是控制病情的藥物，卻不是治本的。事實證明很多慢性病的根治需要長期的飲食與生活方式的調整改善才能見效。但**去醫院排隊 3 小時，問診只有 3 分鐘，醫生沒時間與你討論生活方式和飲食習慣，但這卻是康復過程中最重要的一部分，因為大多的慢性疾病都源自於我們每天做出的數百種選擇。**醫生或許會說：「清淡飲

食，吃健康一點，規律運動」，那到底應該怎麼做？患者需要的其實是更實際落地的方案而不只是空泛的建議。但並不是每個醫生都有修過深入的營養學或精通健康飲食的食材與烹飪技巧，甚至連他醫生本人因為工作忙碌，也是常常吃得非常不符合健康飲食標準，所以我們很少會聽到慢性病有逆轉康復的案例，即使有，也大多是在廣告宣傳中吧！**醫生們不能 24 小時陪伴、觀測並告知你如何做最佳選擇，這個最重要的環節恰恰是我們想做好的事情。**

　　40 歲後就變得容易累、50 幾歲已經開始老化，目前台灣平均壽命是 80 歲，但是根據衛福部的資料顯示，「台灣人一生中的長期照護需求時段約為 7.3 年」。請認真地思考在未來的日子里，你想要過什麼的生活？想象一下，若是杵著拐杖，只能緩慢地散步或坐在電動輪椅上，自己艱難的控制著，那時可能很難找到外勞……這些或許都還算能面對，但如果只能臥病在床，天天只能看看電視、啥也無能為力時……

　　我們這代或多或少都有照顧過長輩的辛酸經驗，難道我們還要下一輩來傳承這樣的苦難嗎？即使他們願意，但子女們有能力和時間這樣照顧我們嗎？久病床前無孝子，長期照護的案例大家心裡有數，那種無尊嚴、無品質的病痛生活要如何煎熬？全天下最重要的就是自己

的健康身體，就連科技時代的巨人賈伯斯在病床上對於自己的痛苦也絲毫無能為力。**長命不等於好命，唯有保持健康有活力，擁有良好生活品質的生命才是最有意義的事情。**

　　全球高齡化最重要的致命原因，就是癌症、糖尿病及心血管等等的慢性病，而這些疾病有四大共同的危險因子，就是菸、酒、不健康飲食或缺乏運動。菸酒我們不去討論，那什麼是健康飲食和適合的運動？我原本是為了健康好身材尋求減重方法，所以長期執行控醣飲食，同時也讓瑞莎教練指導我做增肌運動。除了有瘦身減重不復胖的效果外，更有巨大的附加价值：正確的飲食方案才能吻合我們身體細胞所需要的營養元素，正確的增肌運動加強了健康的老本與活力。也唯有這樣才能根本性地改善健康，讓自己變得更年輕有動力，進而防衰抗老化。

　　讓康妮和你分享健康減肥和美食減重的正確觀念，讓瑞莎和你分享精準有效的控糖管理技巧和每天輕鬆 30 分鐘肌力訓練，用最新有效的科學方法來落實日常生活的健康法則。康妮與瑞莎希望和大家共勉，一定要努力比現在過得更好更健康，不只是預防未來的病痛失能，並确定在臨終前不需要長時間被照顧。從今天開始，給自己一個充滿活力的健康生命，享受生活的喜樂幸福吧！

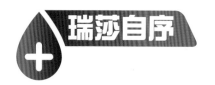

「別輕易聽信那些缺乏依據的健康成效承諾，敢於用精準數據追蹤並分析改善程度，才是真正專業有效的證明。」——瑞莎

小時候爺爺幫我算命，說我命相中自帶「天醫」的命格，以後長大肯定是要當醫生的。

15 歲因熱愛體育參加了學校田徑隊，練就良好正確的運動基礎。

17 歲時六十歲的父親於台大醫院確診為肺癌。震驚之餘，決定傾力鑽研營養學與運動專業。憑藉天賦與志趣的潛移默化，引領著我深入肥胖症與糖尿病的醫學專研，又因特別擅長血糖管理，所以好朋友們都叫我「雪糖」。

其間深入研讀並切身傾聽眾多減肥者與糖尿病案例的過往，深刻地了解這些患者們種種病情與痛苦，其中不乏對症狀錯誤的認知或不當的醫療舉措，不僅無法改善，反而讓病情日益加重。有感於此，毅然決定堅持向專業精進，備考職業認證。

18 歲那年，考取了國際健身教練認證與健康管理師認證，並與家人一起努力逆轉父親的癌症，穩定病情後並逐漸調養康復。也正是這些精準有效的數據追蹤與分析，讓越來越多的長輩、學員與病患們不論體質或健康檢查數據都有明顯改善，因此收穫滿載的信任與支持。

19 歲帶著父親一起健身運動，讓父親重新恢復以往健康碩壯的身材，甚至還騎上哈雷重機，享受他年輕時夢想。

八月午後熾烈的陽光熱情地揮灑出這世間的五彩斑斕，看著開心

的爸爸騎著他鐘愛的哈雷重機，載著我轟鳴馳騁在西濱廣闊的碧海藍天中。狂烈的逆風中，我雙手緊緊擁抱著澎湃的生命。頓時心中感悟萬千，決定將自己的天賦所學與實際經驗，用最新的科學精準數據作為支撐與證明，編撰成書分享給更多有需要的朋友與病患，協助更多肥胖者重塑渴望已久的好身材，並讓慢性疾病前期的患者及時逆轉找回健康。

可愛的爸爸說：

　　61 歲逆轉癌症後，覺得自己比 40 歲的自己更帥，更壯，更有活力！

學員們留言：

　　瑞莎的健身與營養教學非常精煉有效，精準的數據追蹤與分析能力是她異於他人的祕密武器。

患者們的感謝信：

　　謝謝你把每一個因病痛受苦而衰老的身心，都溫柔以待，像家人一般呵護。

目錄

第二章　聰明做對運動，增肌減脂降血糖　　201

第三章　康妮美食最減肥　　253

油脂——抗發炎更好的選擇與增加好油攝取的方法　　328

4 種增加控醣能力並改善胰島素敏感度的好食物　　348

專家加碼：腸道益生菌是如何幫你減醣並減脂？──何威燕藥師　　391

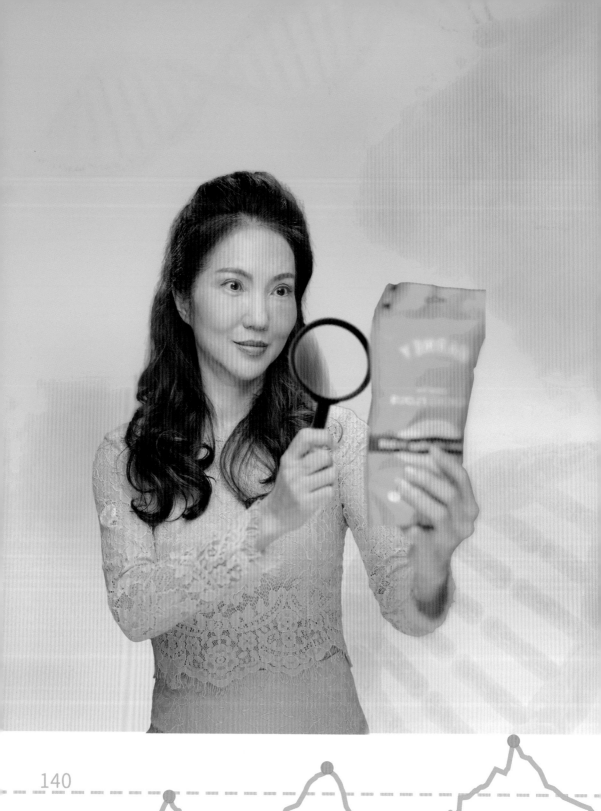

140

95

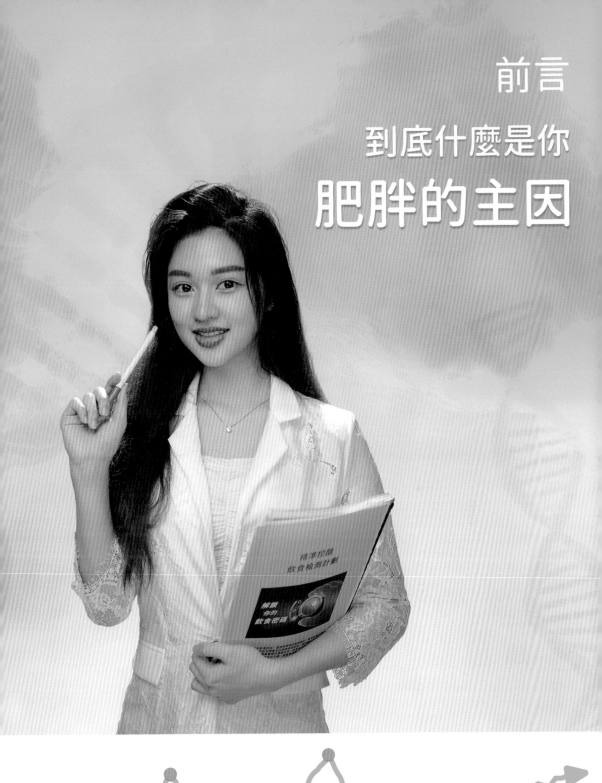

前言

到底什麼是你
肥胖的主因

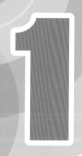

1 「你的胖」不是「熱量」惹的禍！

　　「熱量」是減肥話題中最常被狙擊的焦點，但歷經長時間的事實驗證，「減少熱量」並沒能給絕大部分人帶來良好的減肥效果。那為什麼「減少熱量」卻還是瘦不下來？

　　請你試想一下：100 大卡（kcal）的薯片和 100 大卡的牛排，對你的身體影響會是一樣的嗎？很顯然，答案是不一樣的：薯片和牛排的營養元素不一樣，消化的速度不一樣，而且薯片是加工食物不僅會升高血糖堆積脂肪，還會破壞腸道菌生態影響營養吸收；反之牛排是優質蛋白質，可以維持並增加肌肉的成長，增加肌肉量才能夠增加身體的基礎代謝率，基礎代謝率就是你「躺著就能瘦的能力」……

　　所以光看食物熱量表太過於片面，不僅忽略了複雜的身體機制所需的各種營養元素，**而且「長期減少熱量」更是減肥後容易復胖的主因**！

　　試想一下：當你手機快沒電的時候，是不是會跳出「智能省電」的提示？

　　你的身體也很智能，「減少熱量」會讓身體覺得你處在「饑荒狀

態」需要「節約能源」。這個過程叫「降低基礎代謝率」。那基礎代謝率是什麼？降低基礎代謝率會如何？

　　基礎代謝率就是你「躺平一整天啥也不幹，只為了活著身體所需要消耗的熱量」，降低基礎代謝率就等於你身體自動「降低維持你活著所需要的能量需求」，降低需要燃燒的熱量相當於你「**降低了躺著就能燃脂變瘦的能力**」！

　　這就是為什麼當你節食減肥一段時間後，一旦恢復正常飲食就非常容易復胖的原因。因為你身體已經自動調節為「不再需要那麼多熱量以維持你的活著」，恢復正常飲食後那些多出的能量只好直接儲存成更多的脂肪，造成你一直陷入又「減少熱量」又「恢復飲食就復胖」的循環。

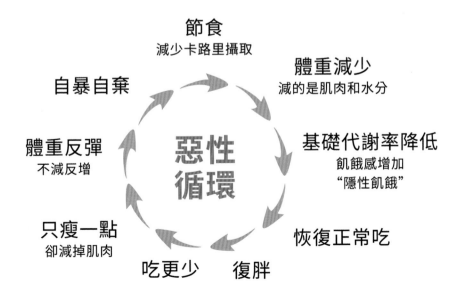

　　而且錯誤「降低熱量」的飲食方法相當於減少了食量，相應就減少了營養的含量，這是非常致命的。「減少熱量，缺少營養」所掉的體重大多是「水分和肌肉」並不是真正的「脂肪」；**反而全身脂肪越減越多，肌肉量卻越來越少，最終不僅少了肌肉還丟了健康。**肌肉是健康的老本，人到 30 歲以後的健康拼的就是肌肉量夠不夠，掉肌肉反增肥肉很容易產生肌少症、骨質疏鬆、代謝不良等諸多問題。

那誰才是真正的「肥胖元兇」呢？

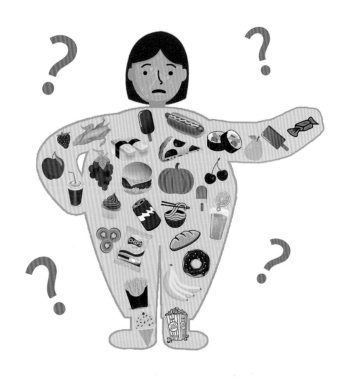

真實案例

　　這位齊小姐習慣用少吃來控制自己的體重。

　　例如：早餐 2/3 根玉米配一杯咖啡，午餐不餓就不吃了，下午吃 5 個櫻桃，晚餐吃 2 個水餃配半碗酸辣湯。

　　如下一頁圖，我們幫她追蹤了 6 天節食減肥的飲食效果。

　　齊小姐這 6 天每天都處於營養不足的狀態，結果這 6 天後確實體重降低了 2 公斤，但體脂肪上升了 0.5 公斤，肌肉量下降了 2.2 公斤，基礎代謝率從 1246kcal 降低至 1184kcal。

　　齊小姐每次少吃幾天後看到體重下降就想要恢復正常食量，但每一次恢復食量後都非常容易快速復胖，而下次再減肥節食時減少的體重則更少，不得已只好比上一次盡量再少吃些，反復如此陷入惡性循環。

　　（圖中具體分量計算與每日建議分量將在第一章詳解）

齊小姐6天飲食記錄

(單位：分量)	7/18	7/19	7/20	7/21	7/22	7/23
醣類	5	4.5	2	6	2	6
蛋白質	- 6	- 2	- 4	- 4	- 4	- 4
蔬菜	- 4.5	- 2.5	- 2.5	- 4.5	- 2.5	- 4.5
油脂	- 2	- 2	- 1	- 1	- 1	- 1

*每天均評估為營養不足（表中紅字負數為每日營養素不足的分量）

	7/18	7/23	六天差別
體重 kg	63.3	61.3↓	- 2.0 kg
脂肪率 %	31.4	31.9↑	+ 0.5 %
肌肉量 kg	40.9	38.7↓	- 2.2 kg
基礎代謝率 kcal	1246	1184↓	- 62 kcal

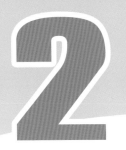

「胰島素」才是真正的「肥胖元兇」

　　說實話「胰島素」被冠名「肥胖元兇」也蠻可憐的，畢竟這個荷爾蒙曾經是我們的救命恩人。搭一次時光機，讓我們穿越回舊石器時代吧！

　　那時，穿著草裙的你我都必須靠打獵才能填飽肚子。但大家都沒有那麼幸運，不是天天都有小兔子可以吃，常常「熬著難耐的飢餓苦苦尋找食物」甚至還要冒著「被老虎追殺的風險」。因此為了維持常常饑荒的生命，你的身體就必須要有儲存能量的能力以備不時之需。這個將能量儲存起來的荷爾蒙──名為「胰島素」，而它儲存能量的方式剛好就是形成脂肪。

　　從前的救命恩人，現在卻變成肥胖的元兇。

　　「胰島素」沒有做對不起你的改變，他依然只想把能量儲存起來，保證意外來臨時有足夠的能量確保不會讓你丟了小命。

　　需要做出改變的是你，**想辦法降低「胰島素的分泌」才是「減少脂肪生成與堆積」的根治方法！**

　　如下一頁圖中的研究顯示：肥胖者的胰島素濃度較高，窈窕者的胰島素濃度較低，此為胰島素定位體重理論。書中會具體講解降低胰島素濃度的技巧。

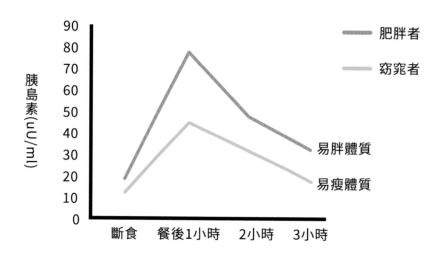

易胖 VS 易瘦體質胰島素

胰島素(uU/ml)

90 80 70 60 50 40 30 20 10 0

肥胖者
窈窕者

易胖體質
易瘦體質

斷食　餐後1小時　2小時　3小時

真實案例

　　如第 27 頁上圖，這是瑞莎與康妮餐後胰島素測試結果對比，我們的空腹胰島素相差不多，但喝了等量的葡萄糖水後胰島素濃度卻大幅拉開差異！

　　瑞莎的胰島素濃度在餐後遠遠高於康妮不止一倍，所以瑞莎合成脂肪的能力更強，是易胖體質；康妮是妥妥的易瘦體質。運用書中的方式進行胰島素改善後，瑞莎的胰島素從最高 153uU/ml 降低到 88uU/ml。

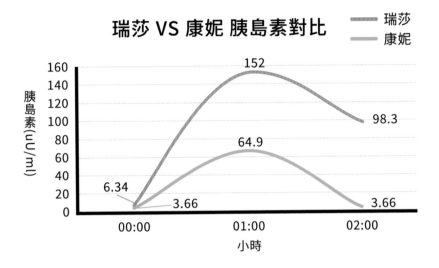

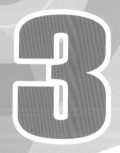

3 「妨礙燃脂」的到底是誰！

　　要想成功燃燒脂肪，需要一種名為「升糖素」的荷爾蒙。

　　「升糖素」和「胰島素」是完全相反的兄弟，「升糖素」會負責把身體裡多餘的能量轉換為燃料燃燒。你最愛的燃脂環節，就大大依賴升糖素的作用。

　　但瘦不下來，「妨礙升糖素」燃脂的人是誰？

　　就是大名鼎鼎的「胰島素」！

　　只要胰島素升起，就會抑制升糖素作用，他倆就像在玩蹺蹺板的遊戲，輪流主導你的脂肪狀態。脂肪的儲存還是燃燒，全看他倆誰現在是老大。

　　胰島素通常在進食後釋放，胰島素升起就會抑制升糖素的作用，升糖素需等到胰島素消退後才能繼續工作。

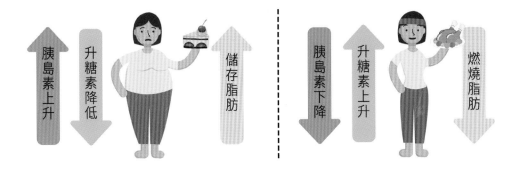

所以試想一下：少吃多餐為什麼不能瘦？

因為當你一天三餐進食，胰島素就已經占了 3 次上風，給升糖素燃脂的機會也就只有兩餐之間的空檔與睡覺時間。

但當你改成少吃多餐後，這下除了睡覺時間，升糖素連燃脂的機會都沒有了！怎麼可能瘦！而且長期少吃多餐更會累垮胰臟導致胰島素阻抗等嚴重問題。

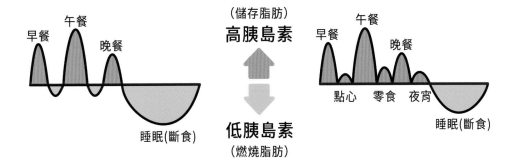

| 進食狀態 | 進食 增加胰島素 儲存肝醣 儲存脂肪 |

| 斷食狀態 | 斷食 ⇨ 降低胰島素 ⇨ 燃燒肝醣 燃燒脂肪 |

 獻上我們誠懇的建議：

想要有效燃脂，餐與餐中間千萬不要「吃一口就好」，

這「一口」就是打斷你變瘦的原因。

你完全可以把「這一口饞」合併在正餐裡解決！

控制住自己的小手摸向「解饞的那一口」，

就是「開啟燃脂」和「邁向健康」的一大步啊！

真實案例

　　峰哥十幾年來都有飯後吃零食的習慣。

　　例如：早餐與午餐之間喜歡吃裹糖的堅果，午餐後小睡完也會來個全麥吐司抹果醬配咖啡，晚餐後睡覺前的夜宵是吃一些零食水果再去睡覺。

　　常年下來身體雖然還沒有出現什麼大問題，但是今年的體檢報告卻已經檢驗出超標的胰島素阻抗值，也就是説峰哥是容易罹患糖尿病、高血壓、心血管疾病等的高風險人群。峰哥經過六個月的飲食調整後，重新檢查胰島素阻抗已明顯改善，大大降低罹患疾病的風險。

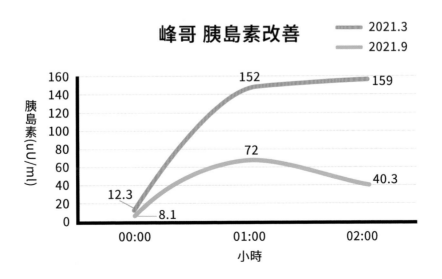

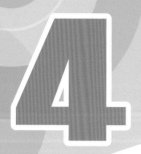

驚動胰島素的主因

　　當你吃進米飯或麵條後，經過消化分解成為葡萄糖，這些糖吸收進入你的血液，成為「血糖」。

　　血糖濃度一旦上升，就會引起胰臟的注意並釋放胰島素這個荷爾蒙，胰島素會將血糖儲存給細胞供作能量之用，並將多餘的血糖存成脂肪。

　　血糖濃度越高，就需要越多的胰島素出來工作。

荷爾蒙肥胖

大量
葡萄糖　　大量
血糖　　大量
胰島素　　肥胖

　　大量血糖和大量胰島素分泌，不止會產生肥胖問題，更嚴重影響健康。

「血糖」濃度長期過高，除了肥胖還會怎麼樣？

一般健康人餐後血糖應該控制在 140mg/dl 以內。

餐後血糖超過 140mg/dl，我們稱之為「血糖偏高」。

餐後血糖超過 160mg/dl，我們稱之為「血糖震盪」。

而每一次血糖震盪都會給你帶來「七大傷害」，可謂「七傷拳」。

這是你平時血糖波動的樣子：

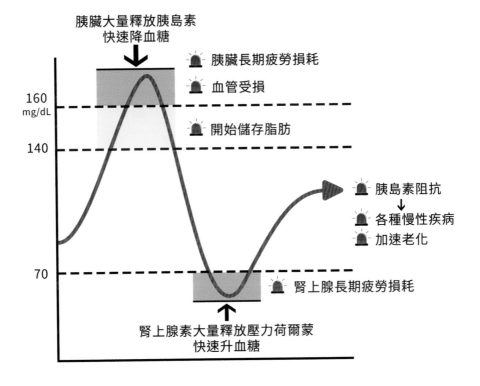

第一傷：肥胖。
....

　　高濃度血糖促使胰臟分泌胰島素，胰島素將多餘的血糖存為脂肪。

　　過多的血糖在肝臟轉化形成脂肪肝，過多的血糖儲存在皮下形成肥胖。

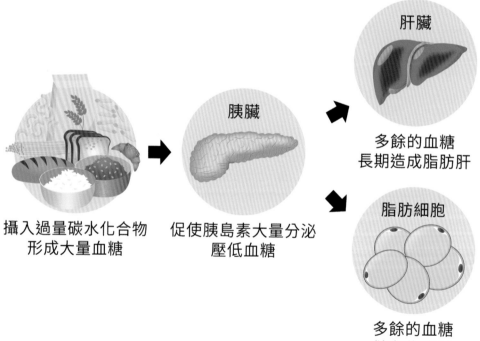

攝入過量碳水化合物
形成大量血糖

胰臟
促使胰島素大量分泌
壓低血糖

肝臟
多餘的血糖
長期造成脂肪肝

脂肪細胞
多餘的血糖
儲存為脂肪

第二傷：高血糖損傷血管，促使膽固醇堆積在血管中 導致高血壓的風險，更嚴重將形成血管栓塞。

血糖經由你體內的酵素轉化酸性，有腐蝕血管內皮的能力，這相當於血糖每震盪一次，血管就受傷一次。

碳水化合物　結合　身體酵素　轉化　酸性腐蝕　導致　傷血管

請問摔跤流血這樣的「外傷」是誰來修補？你肯定知道是血小板來止血。那血管受傷的「內傷」是誰來修補？主要前來修補血管的原料為「膽固醇」。

膽固醇修補的血管就像鋪柏油馬路一樣，慢慢的血管壁會越修越厚，導致血流導致血流不通暢，需要更強的血壓才能讓血液舒暢流通，從而引起高血壓。

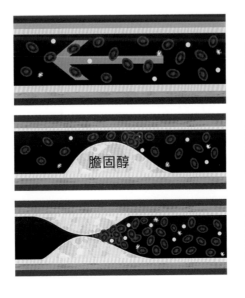

膽固醇

正常血管

膽固醇堆積 血管壁增厚

血管狹窄 容易栓塞

長期增厚的血管或有剝落物掉落至血管完全堵塞，導致血流不通形成血管栓塞。若血栓在腦部，即為中風。若血栓在心臟，即心肌梗塞。

🔍 第三傷：損傷胰臟。

為了降低高血糖，胰臟必須徹夜工作釋放胰島素，胰臟過勞直到某一天「燒壞」再也無法分泌胰島素，因而降不下來高血糖，你才驚覺「我怎麼得糖尿病了？！」

吃相同的食物，正常人的胰島素可以將血糖穩定下來，

而胰臟與胰島素受損的人，血糖難以受控，甚至放肆飆升。

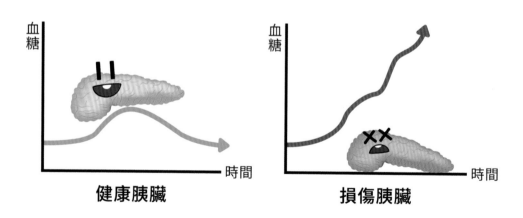

健康胰臟　　　　　　　損傷胰臟

🔍 第四傷：損傷腎上腺，並打亂內分泌、荷爾蒙等等。

你的血糖一開始飆的有多高，急速震盪下來就會掉的有多低。

「深淵縱谷」的快速降低血糖不僅讓你感到飢餓、嚴重時更會造成昏迷。為了將你的血糖恢復到正常值，必須仰賴「腎上腺」緊急拼命加班為你續命。

腎上腺還有掌管內分泌與性荷爾蒙的工作，長期血糖震盪使腎上腺過度操勞，「內分泌失調」、「性荷爾蒙失衡」等等常會提早到來。

正常人在即將跌落低血糖前，腎臟可以托住血糖不再往下掉，讓血糖保持平穩。而腎臟受損的人，在即將低血糖前，腎臟毫無挽救之力，止不住血糖直直下墜低於安全血糖線，嚴重時造成昏迷。

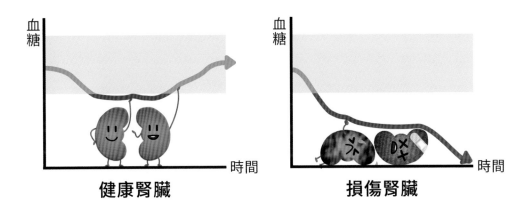

第五傷：膠原蛋白失去彈性，加速老化。

體內多餘的糖與蛋白質結合後惡化形成糖化終產物（AGEs），AGEs 與皮膚中的膠原蛋白結合後會產生脆裂現象。你可以想象成 Q 彈軟嫩的白吐司烤焦以後失去彈性變焦黃乾脆的樣子，同樣會慢性發

生在你的臉上。膠原蛋白就是你皮膚下的「彈簧」，而 AGEs 會破壞這些彈簧，從而產生皮膚鬆垮、細紋、膚色黯沉蠟黃等老化問題。

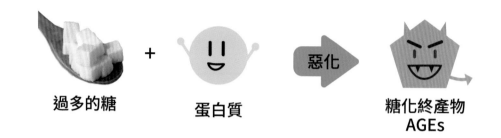

過多的糖　＋　蛋白質　惡化　糖化終產物 AGEs

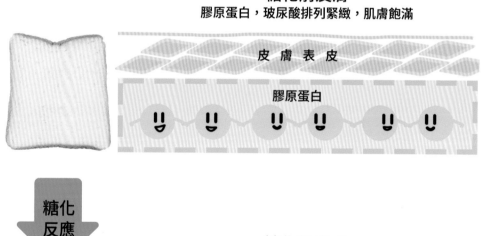

糖化前皮膚
膠原蛋白，玻尿酸排列緊緻，肌膚飽滿

皮膚表皮

膠原蛋白

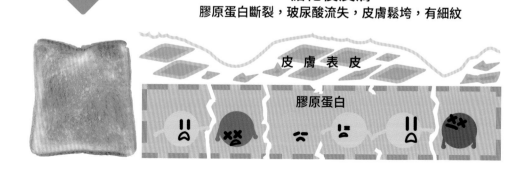

糖化反應

糖化後皮膚
膠原蛋白斷裂，玻尿酸流失，皮膚鬆垮，有細紋

皮膚表皮

膠原蛋白

🔍 第六傷與第七傷：胰島素阻抗，延伸各種慢性疾病。

　　胰島素阻抗為相同的血糖濃度卻需要更多的胰島素工作，胰島素工作量與工作時間都增加。內分泌與新陳代謝研究文獻已證明：胰島素阻抗和慢性疾病成高度關聯性，不僅瘦不下來還更傷身，胰島素阻抗越高，罹患慢性疾病的風險就越高。

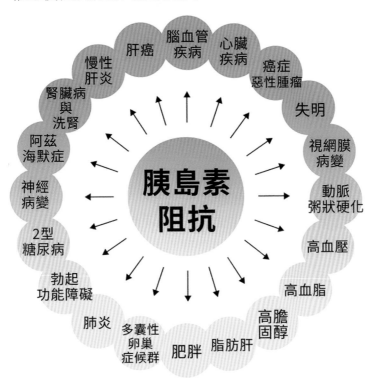

因此我們一定要把血糖維持穩定在理想範圍，不僅不再發胖，也才能減少胰島素阻抗所產生的更多慢性疾病。

真實案例

　　梁太太平時非常注意自己的健康，餐餐吃的都很小心翼翼，例如：早餐吃貝果，午餐吃水果優酪乳碗加全麥麵包，午後加餐半碗無糖綠豆薏仁，晚餐吃一碗雞湯麵。

　　第 41 頁圖為追蹤梁太太例常飲食習慣 5 天的血糖記錄，每天都有 1-2 餐的血糖可以飆到 180mg/dl、187mg/dl 甚至 218mg/dl。她說：「不測不知道，一測嚇一跳！我從來都沒想過原來我的血糖可以飆成這樣！」

每日最高血糖

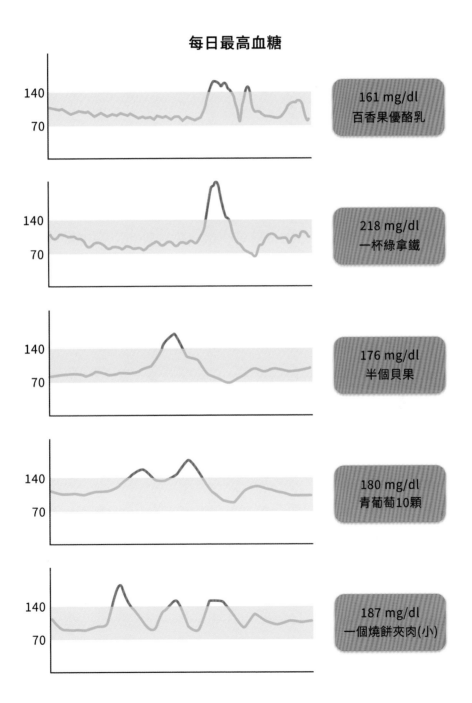

161 mg/dl
百香果優酪乳

218 mg/dl
一杯綠拿鐵

176 mg/dl
半個貝果

180 mg/dl
青葡萄10顆

187 mg/dl
一個燒餅夾肉(小)

🔍 結合「第三傷」傷胰臟與「第四傷」傷腎臟，我們來近距離看看糖尿病。

研究顯示：健康人的血糖波動再劇烈，也不如患有慢性疾病的患者血糖震盪激烈。（如第 43 頁圖）

你可以想象為年輕時的你吃一碗牛肉麵血糖可以控制在 140mg/dl 左右；而當你步入中年體檢紅字開始異常時，同樣吃一碗牛肉麵血糖會震盪到 160mg/dl 以上，這時醫生可能會跟你說：「先生／小姐，你是代謝症候群的候選人，要注意健康哦。」當你沒空理會這小小的警告時，轉眼下次體檢時就會赫然發現體檢報告「滿江紅」，這時的你同樣吃一碗牛肉麵血糖甚至可以飆到超過 220mg/dl ！

這就好像股票市場，我們把血糖比作「股價」：

健康人的血糖就像健康的股市，上漲一點就有胰島素的壓力「賣出」，下跌一點就有腎臟的助力「買進」，血糖「股價」維持穩定。

但是！血糖一旦失控，就像瘋狂的股市！面對直線上漲的血糖，胰島素根本管制不住！好不容易終於停止住瘋狂的上漲後，血糖股價轉而快速下跌，腎臟又撐不起嚴重過低的股價，血糖股價只好繼續跌破直到「泡沫崩盤」的低血糖昏迷。這相當於你的市場調控能力變差，身體內部失控，這種難以控制的症狀就需要借助外部藥物，越失控用藥越多。

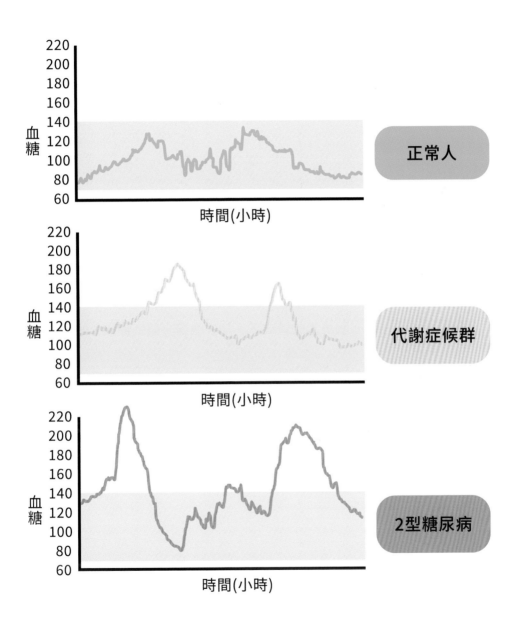

真實案例

　　我們照顧過一位 20 多年的糖尿病患，他在找到我們之前，半年內因為低血糖救護車叫過 6 次，腎絲球過濾率只有 17ml/min/1.732m2，是慢性腎病第五期，腎臟衰竭幾乎沒有功能了。（腎絲球過濾率優秀為 100 分，他只有 17 分）

　　如第 45 頁的血糖圖，兩條紅色線以內是這位糖尿病患的理想範圍，血糖為 80 ～ 200mg/dl。

　　第一天是救護車來急救當天，低於紅色線部分為低血糖，**腎臟功能已經很差根本救不起來低血糖，血糖一路下跌到 < 40mg/dl**，隨即引起神經錯亂後昏迷，立刻叫救護車急救。

　　到了醫院醫生為了保證他不再低血糖，所以幫他打了兩大包葡萄糖水。**在沒有胰島素的情況下，他的血糖一路衝高到 525mg/dl**，高血糖從晚上八點一直維持到凌晨四點，要知道高血糖如果超過 600mg/dl，身體器官將可能脫水、呼吸急促、非常容易昏迷。

　　然而這還沒有完，面對極速下降的高血糖，他的腎臟依然沒有能力緩和住急下降的趨勢，當然血糖又直直跌破低血糖線。

　　這完全相當於「體內癱瘓」，血糖一上就止不住一直上，血糖一下也止不住一直下，如果沒有藥物根本無法受控將血糖維持在正常範圍。

　　你一定覺得這個例子太極端了，這位患者一定是躺在病房裡的老人；但恰恰相反，這是一位看起來壯壯的大叔，平時還都生龍活虎講笑話，也經常出門買菜回家下廚的好大哥。平時看起來沒事，但一走出門血糖開始下降，很有可能會在路上低血糖昏倒叫救護車！到後來家人盡量不讓他單獨出門！

　　這個例子，希望能讓你充分了解如果沒有照顧好自己的血糖，長期血糖震盪將為你帶來的巨大傷害。

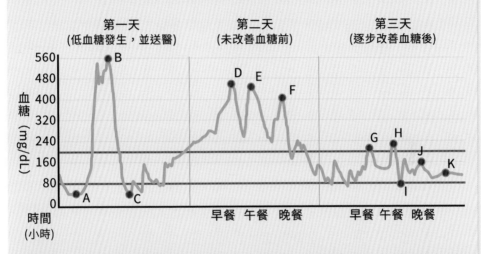

A 腎臟無力撐起血糖，出現連續低血糖(＜40)不自知，神經錯亂昏迷，緊急救護車送醫

B 到醫院，打了2包葡萄糖水(560)，高血糖如果超過600mg/dl，身體器官將脫水，
　呼吸急促非常容易昏迷

C 面對極速下降的高血糖，他的腎臟依然沒有能力維持住下降的趨勢，
　又直直跌破低血糖線(40)

D 未改善飲食前的早餐(470)

E 未改善飲食前的午餐(460)

F 未改善飲食前的晚餐(410)

G 逐步改善飲食的早餐(200)

H 逐步改善飲食的午餐(220)

I 最低血糖控制線(80)，低血糖可提前預知，提前補充

J 改善飲食的晚餐(160)

K 睡前(110)，為了避免半夜低血糖，所以適當補充

　　上一頁圖中第三天的血糖圖為我們開始幫他改善飲食、改善血糖震盪的過程：精準規劃飲食與胰島素劑量，盡量將血糖穩定後，高血糖發生幾率＜ 5%，低血糖也能提前預知提早改善。

　　使用連續血糖機後大哥感慨到：「以前從來不知道我的血糖竟然可以飆這麼高又掉這麼低！打胰島素都好像在打迷糊戰，差不多就好，我的腎臟應該就是這樣慢慢壞掉的。現在只需要查看手機就可以隨時跟進血糖現況，胰島素可以打的更精準了，不會高血糖頭暈了，也能提前預防低血糖昏倒的發生！我的糖尿病從來沒有控制的這麼好過！現在糖尿病前期的人一定要學會了解自己的血糖，提前控制就有機會改善，才不會走到我這一步！」

「胰島素」濃度長期過高會怎麼樣？

　　血糖震盪時會增加胰島素的分泌量，體內長期維持高濃度胰島素會產生「胰島素阻抗」，而胰島素阻抗不僅會產生肥胖，更是 70% 的慢性疾病的風險來源。

　　什麼是胰島素阻抗？

　　胰島素阻抗為相同的血糖濃度卻需要更多的胰島素工作，胰島素工作量與工作時間都增加，不僅瘦不下來還更傷身，胰島素阻抗越高，罹患慢性疾病的風險就越高。用衛福部統計的「台灣前十大死因」來看，前十大死因中有八大死因是引發自胰島素阻抗。包括：癌症（惡

性腫瘤），心臟疾病、肺炎、腦血管疾病、糖尿病、高血壓、高血脂、動脈粥狀硬化、脂肪肝、慢性肝炎、肝癌、腎臟病與洗腎。

　　更多由胰島素引發的常見疾病為：多囊性卵巢症候群、阿滋海默症、神經病變、失明、視網膜病變、性功能障礙等等。

108年台灣十大死因

1.惡性腫瘤（癌症）　　6.事故傷害
2.心臟病　　　　　　　7.慢性下呼吸道疾病
3.肺炎　　　　　　　　8.高血壓性疾病
4.腦血管疾病　　　　　9.腎炎腎病症候群及腎病變
5.糖尿病　　　　　　　10.肝病及肝硬化

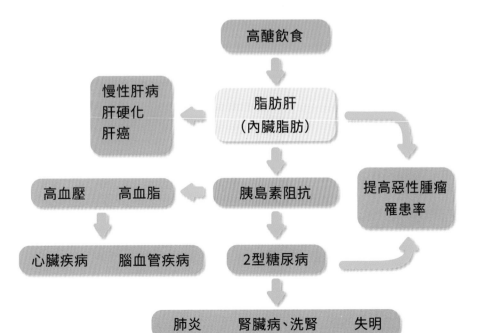

　　定期檢查體檢報告非常重要，這像是每一季度或一年度的「期末總結」，你可以了解這段時間的生活方式對自己的影響，看看你給自己的健康照顧成績考的如何。

　　而每天觀察了解自己的血糖狀況就像是及時的體檢報告，也是健康的先行指標，當下就能反饋你種種生活方式與飲食習慣對健康的立即影響，讓你有機會主動做出改變，設法停止體檢紅字繼續變多，甚至可以逐漸改善紅字。憑藉連續血糖機的檢測與飲食控制是逆轉胰島素阻抗的最好方法，而逆轉胰島素阻抗能夠降低罹患各種代謝異常與慢性疾病的風險。

健康檢查 "期末總結"

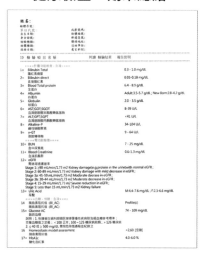

都很重要
=

血糖檢測 "及時反饋"

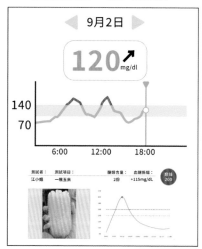

所以穩定血糖不僅能成功減肥，更攸關健康

🔍 我們的目標是：

降低你每一次進食的升血糖幅度，低 GI 飲食是控制好胰島素最重要的第一步。（GI 值 = 升糖指數）

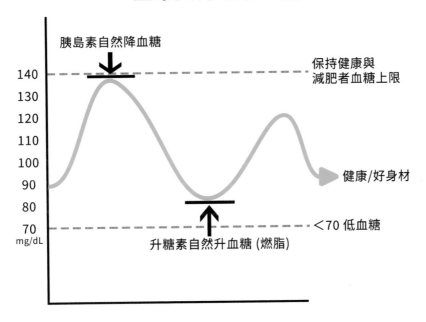

正常人的理想血糖

血糖與胰島素兩者息息相關，並且對於我們的健康如此重要，因此在接下來的章節中，我們將教會你如何使用最先進的「連續血糖機」來瞭解你的血糖狀況，追蹤血糖值也是目前瞭解「胰島素狀態」最接近的觀測指標。

為什麼重要的低 GI 飲食只是控制胰島素的第一步呢？

因為除了食物外，還有更多複雜的個人因素也會影響血糖和胰島素。例如：壓力、睡眠狀態、腸道菌叢、生活方式、慢性發炎、藥物、荷爾蒙狀態、遺傳基因、人工添加劑、運動習慣等等……

你的內部環境和外部環境，都深深影響著你的健康和身材，而本書更著重在飲食與運動上，我們將為你逐一破解。

此處特別一提，壓力和睡眠為什麼也能影響血糖？

還記得我們說過，在舊石器時代尋找食物的你還要冒著「被老虎追殺的風險」嗎？

當你睡眠不足或生活壓力來臨時，面對這些「現代的老虎」就好像時時刻刻都在準備逃跑或備戰的狀態，緊張導致腎上腺素分泌，刺激糖質新生（體內儲存的糖被調度，分解成葡萄糖進入血液成為血糖，提供人體能量來源）引起血糖上升，讓你充滿戰鬥或逃跑的燃料能量來源。

「現代的老虎」不同於「真老虎」。逃過真老虎後，你可以好好地睡上一覺做充足的休息，但「現代的老虎」卻讓你長期處於緊張狀態，使血糖長期維持在高濃度狀態，又為了控制高濃度血糖，**導致胰島素濃度升高甚至胰島素阻抗，根本就很難瘦下來。**

現在社會生活中有許多「現代老虎」來源：例如工作壓力、婚姻問題、睡眠困難等等。

若想好好減肥與恢復健康，改善睡眠和減輕壓力也是極為重要的關鍵之一！

下圖為，美國糖尿病學會 ADA 已證明：睡眠不足表現出新陳代謝受損和胰島素阻抗的跡象——睡眠不足（短于 6.5 小時）的受試者比充分休息（7.5-8.5 小時）的受試者，在相同血糖濃度下必須多分泌 50% 的胰島素才能達到相似平穩血糖的效果，類似於 2型糖尿病的特徵。

研究顯示高品質睡眠大約在7~8小時之間，
每減少或多於一小時小時糖尿病風險就會急劇增加。

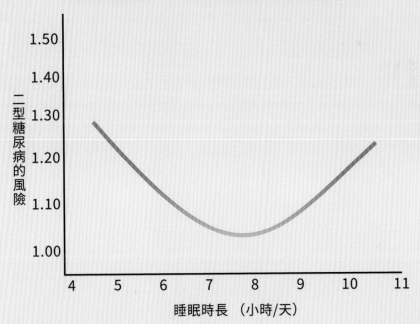

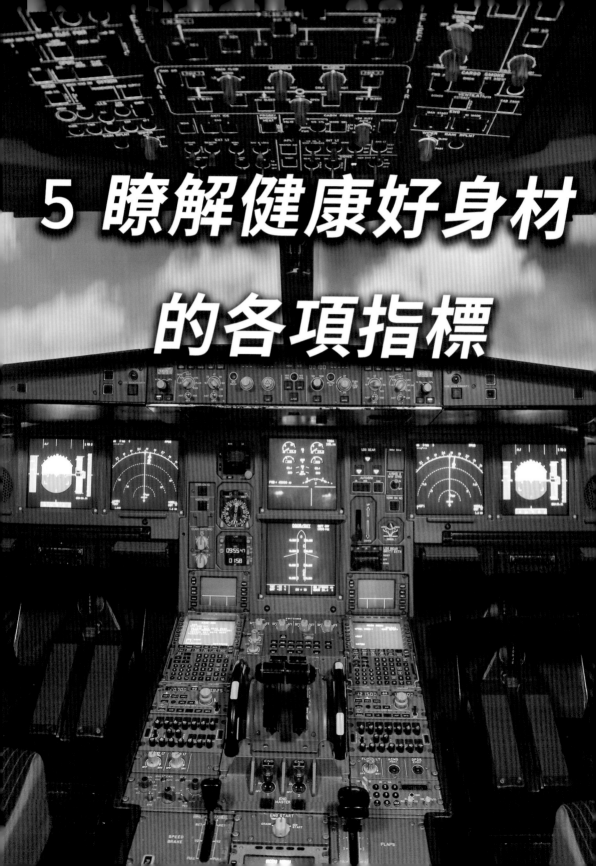

5 瞭解健康好身材
的各項指標

🔍 「我該如何了解我的胰島素是否存在阻抗或濃度偏高呢？」

做抽血檢查「胰島素」是最精確的檢測結果。

空腹胰島素值（mlU/L）

標準	4 ～ 5
胰島素阻抗前期 （高風險區）	5 ～ 9
嚴重胰島素阻抗	＞9

你也可以使用連續血糖機，預估胰島素阻抗狀況。

	空腹血糖值 (mg/dl)	**飯後2小時血糖** (mg/dl)	**糖化血色素**
標準	＜100	＜140	＜5.6%
糖尿病前期 （高風險區）	100 ～ 125	140 ～ 199	5.7 ～ 6.4%
糖尿病	＞126	＞200	6.5%

糖化血色素可使用抽血檢測，或連續血糖機的「預估糖化血色素」

請對比你的檢測結果：＿＿＿＿＿＿＿＿＿＿＿＿＿（請寫下你的數據）

糖化血色素 5.6% 以上，併發症風險將遞增

4.0～5.5	5.6～6.0	6.1～7.0	7.1～8.4	8.5～10.4	≥ 10.5
正常	密切監測	併發症風險增加	視物模糊 牙周疾病 發涼麻木	腎病/洗腎 心臟病或中風 截肢	慢性自殺

正確減肥應該看什麼指標？

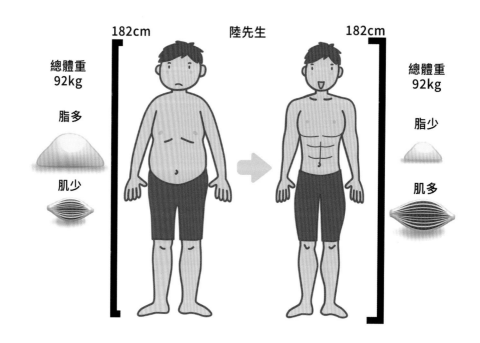

182cm　陸先生　182cm

總體重 92kg　　總體重 92kg

脂多　　脂少

肌少　　肌多

　　如第 54 頁下圖，陸先生減肥前和減肥後都為 92 公斤，但體型已經完全改變。

　　這就是身體組成的比例改變了，左邊是脂肪多 vs 右邊是肌肉多。

　　提到減肥，你還執著在「公斤數字」嗎？捏捏你身上軟軟的肥肉吧！真正的肥胖不是由體重而是由體脂肪決定的。改變身體組成的比例，**減掉超標的「體脂率」才是我們減肥的關鍵。**

　　如果減肥的過程中還能增加肌肉量，那是更棒的事情！因為身體裡的肌肉比例越高，基礎代謝率就越高，反過來脂肪比例越高，基礎代謝率就越低。若是成功減肥的同時又能增加肌肉量的話，基礎代謝率被提高以後更不容易復胖！從今往後拋開體重，暢談「體脂率」吧！

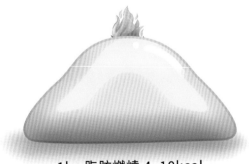
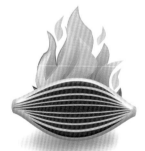

1kg 脂肪燃燒 4~10kcal　　　　1kg 肌肉燃燒 100kcal

燃脂能力相差10~25倍！

真實案例

　　這是余小姐 11 天的減肥記錄，這 11 天來她的體重只減掉 1.6 公斤，聽上去好像非常少。

　　但其實這 11 天余小姐的體脂率減 2%，內臟脂肪也減 1，骨骼肌增加了 2.6 公斤，腰圍減了 2 公分！

　　所以光看體重太過於片面，余小姐用正確的飲食方式和更好的生活習慣改變了身體組成的比例，不僅減肥瘦身有感而且更加健康有活力，並且不容易復胖！這就是精準減肥的美好意義。

11天減肥記錄

	8/4	8/5	8/6	8/7	8/8	8/9	8/10	8/11	8/12	8/13	8/14
體重kg	54.1	54.0	53.8	53.6	53.3	53.2	53.0	52.8	52.5	52.6	52.5
體脂率%	28.8	28.7	28.5	28.3	28.2	28.1	27.9	27.7	27.4	27.1	26.8
內臟脂肪	3	3	3	3	3	3	3	2	2	2	2
骨骼肌kg	16.1	16.2	16.5	16.7	17.0	17.3	17.7	18.1	18.4	18.5	18.7
腰圍cm	67										65

11天差別：

體重	體脂率	內臟脂肪	骨骼肌	腰圍
-1.6 kg	-2 %	-1	+2.6 kg	-2 cm

「我該如何測量我的體脂率？」

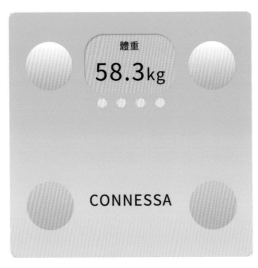

BMI	21.7
體脂率	15.5%
內臟脂肪	4
骨骼肌	26.3
基礎代謝	1429

測量設備：體脂機

　　體脂機不僅可以測量體重，還可以測量體脂肪、內臟脂肪、肌肉量等重要指標。你可以選購藍牙體脂機，這樣你的身體分析數據可以實時自動傳輸到你的手機上，非常方便。

　　每天請固定時間測量。最佳的時間點建議為：固定每天早晨起床完成洗手間後測量。

　　注意：即使是同一個廠牌的不同體脂機也都會有細微的差別，如果你能夠養成量測體脂的習慣，請選用固定廠牌的固定體脂機，隨意切換不同的體脂機數據誤差會較大哦！

體脂率標準：

「體脂率」是人體皮下的脂肪，是你認為自己胖了的肥肉，不僅影響外觀，70% 的慢性疾病都來自於過高的體脂率。

體脂率標準(%)	30歲前	30歲後
女	＜24	＜27
男	＜20	＜23

請對比你的檢測結果：＿＿＿＿＿＿＿＿＿＿＿（請寫下你的數據）

而「內臟脂肪」是你肚子裡面器官的脂肪，是「你的大肚子，粗腰」的來源，最常見的就是脂肪肝，長期脂肪肝更會演化成肝纖維化與硬化，直至肝癌發生損害健康。

人體鵝肝醬

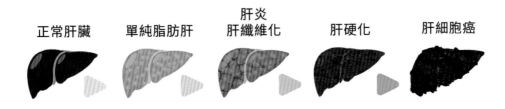

| 正常肝臟 | 單純脂肪肝 | 肝炎
肝纖維化 | 肝硬化 | 肝細胞癌 |

內臟脂肪標準	體脂機測量結果	腰圍 (cm)
女	＜5	＜80
男	＜9	＜90

　　如果你還沒有體脂機，測量腰圍也可以大略了解你的內臟脂肪情況。男生健康腰圍應控制在 90 公分以內，女性健康腰圍應控制在 80 公分以內，「腰圍八九十，健康常維持」。

　　請對比你的檢測結果：＿＿＿＿＿＿＿＿＿＿（請寫下你的數據）

你也可以參考看看康妮和瑞莎的數據做對比。

　　接下來，請跟著我們一起運用最精準的科技新方法，讓自己的身體變得更健康，身材更完美吧！

	康妮	瑞莎	請寫下你的名字和數據吧~
年齡 歲	56	20	
體重 kg	51.5	48.1	
體脂 %	22.1	20.7	
內臟脂肪	2.5	1	
骨骼肌 kg	22.5	21.7	
腰圍 cm	75	62	

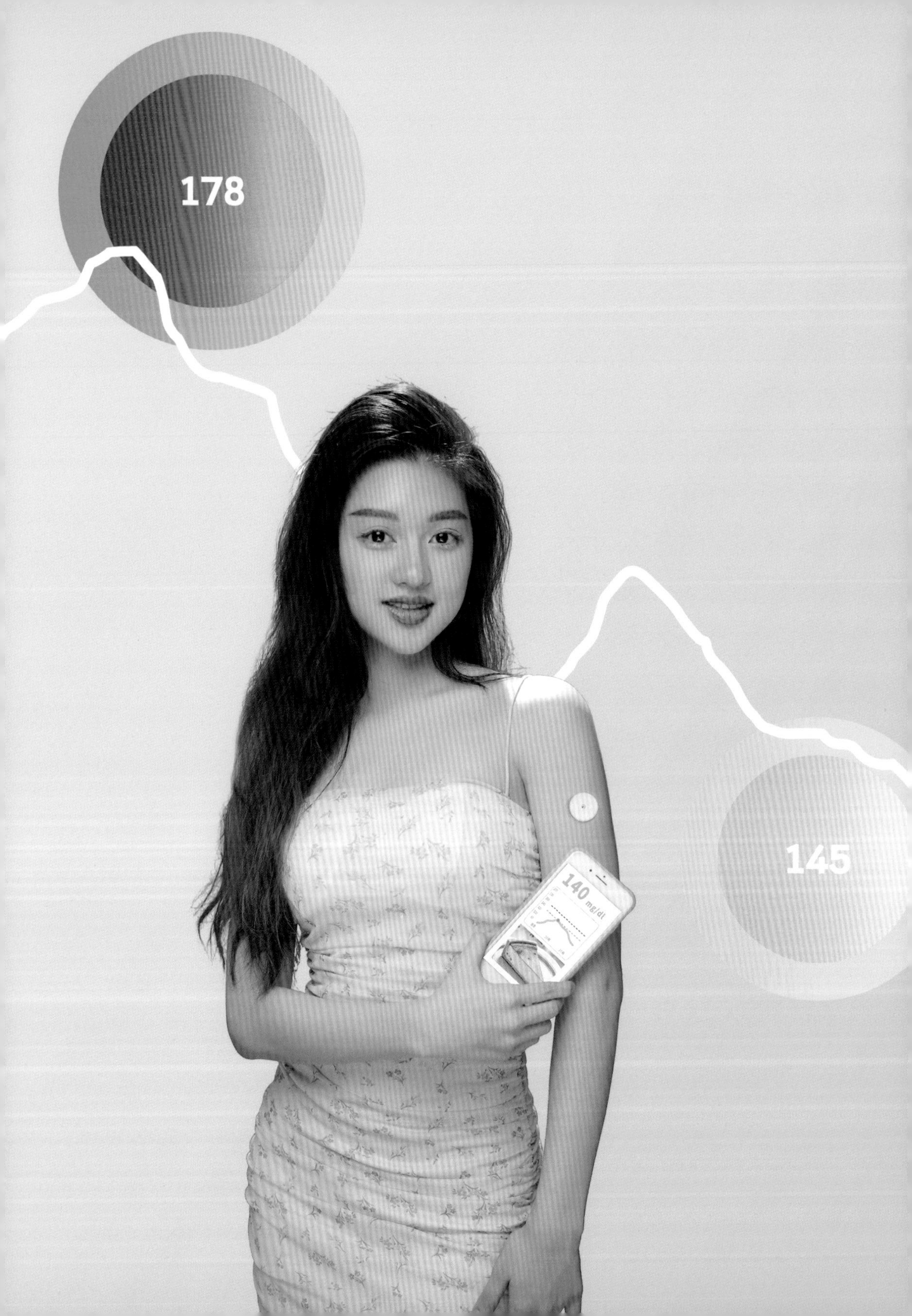

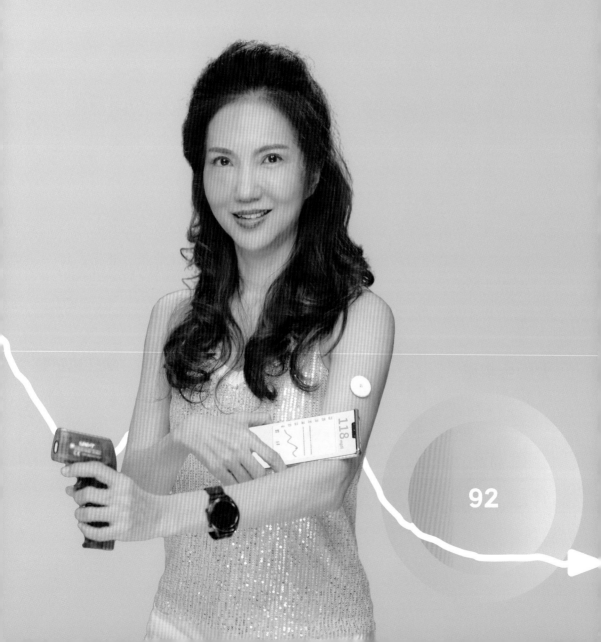

第一章

「想胖都難」

連續血糖機 CGM 精準減肥全攻略

118 mg/dl

92

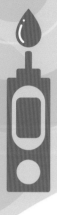

為什麼一定要定制個人化飲食方案？

因為別人越吃越瘦的食物，
有可能就是你一吃就變胖的地雷食物！

　　為什麼連營養師規劃的減肥飲食方案都有可能失敗？為什麼別人的減肥方法對你不一定有效？因為他們忽略了一個極大的關鍵：

每個人的身體機能運作方式雖然相同，

但對於營養吸收與利用的效果卻是獨一無二的。

單一的解方不可能對所有人都有效。

　　一般我們最熟知的衛福部飲食指南、熱量表、GI 值表，都是「參與測試者的平均值」。

食物金字塔

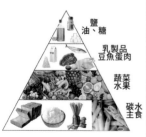

常見低卡食物

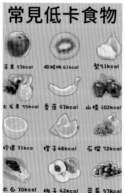

低GI飲食原則

主食类		鱼肉类		水果类		蔬菜谷物类		点心类	
100g	GI	100g	GI	100g	GI	100g	GI	100g	GI
法國面包	93	蛋饺	75	西瓜	95	马铃薯	90	白糖	109
馒头	88	鱼板	71	荔枝	79	红萝卜	80	巧克力	91
白米饭	84	贡丸	70	凤梨	65	红薯	76	蜂蜜	88
牛角面包	68	牛肚	70	葡萄	56	山药	75	甜甜圈	86
意大利面	65	鲔鱼	55	香蕉	55	玉米	70	洋芋片	85
中华面	61	牛肉	46	哈密瓜	41	芋头	64	松饼	80
养麦面	59	火腿	46	桃子	41	蓝菜	52	苏打饼干	70
黑麦面包	58	香肠	45	樱桃	37	洋葱	30	冰淇淋	65
糙米饭	56	猪肉	45	苹果	36	蘑菇	30	布丁	52
荞麦	55	羊肉	45	奇异果	35	茄子	24	果冻	46
全麦面包	50	鸡肉	45	梨	32	小黄瓜	23	低脂牛奶	26
		牡蛎	45	木瓜	30	花生	22	酸奶	25
		蛤蜊	40	草莓	29	海藻	17		
		沙丁鱼	40						

網紅減肥餐

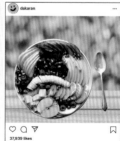

根據以色列一項大型的研究顯示：同一個食物，讓不同的人吃，血糖反應可以有 25 ～ 75% 的差異，每個人對食物的反應差異極大。

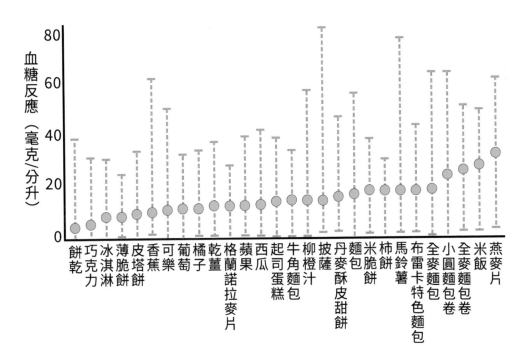

圖中綠色點為測試的平均 GI 值（升血糖的指數），食物按照平均 GI 值從小到大作為排序。而紅色虛線是吃了此食物後所有測試者的 GI 範圍，同一個食物不同人吃，血糖反應最大可以相差到 75%！

　　眾多減肥失敗或費心健康調理卻仍然得不到好效果的原因可能就源於此。

　　營養師只考慮了平均 GI 值（平均升血糖的幅度，圖中綠色點），而沒有考慮到每個人對食物不同的反應（圖中紅色虛線範圍）。

　　例如：在常規的 GI 值表中，糙米的 GI 值低於冰淇淋的 GI 值。

　　因此，一般營養師經常對減肥人士或糖尿病患者提出「多吃粗糧糙米，少吃精緻糖冰淇淋」的飲食建議。

　　但如果這位減肥人士或糖尿病患者是「對於糙米血糖比較敏感但對冰淇淋血糖比較不敏感」的體質呢？

　　從食物營養方面來看，少吃冰淇淋的添加糖是正確的，但建議這位「對糙米血糖過敏」的人多吃糙米，實際上是讓這位患者更快走向更嚴重的疾病，減肥卻越減越肥。

　　所以對現在的你來說，你又如何能確定一般營養師憑經驗為你規劃的飲食方案就一定適合你呢？你還打算這樣一輩子糊糊塗塗吃下去嗎？

　　再看一個例子：

　　如第 67 頁圖，受試者 C 和受試者 D，吃相同的香蕉和餅乾，血糖波動完全相反！受試者 C 根本就不適合吃香蕉，因為香蕉會造成他劇烈的血糖震盪，驚動胰島素導致大量胰島素分泌因而讓他變胖。然而受試者 D 號就非常適合吃香蕉，但餅乾應該盡量避免。

　　這意味著：對別人來說可以越吃越瘦的健康美食，對你來說可能是肥胖來源甚至是慢性毒藥！

不同人對食物的反應差異極大，甚至相反。

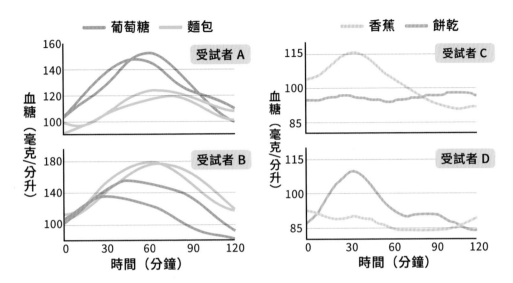

研究顯示：

左上圖中紅色線為受試者 A 喝葡萄糖水的血糖波動，綠色線為受試者 A 吃麵包的血糖波動。共測試兩次，驗證結果相似。

左下圖為受試者 B，與受試者 A 做的實驗相同。但其反應卻完全相反。

結果證明：個人對相同食物的血糖反應差異不大；但不同人對相同食物的反應可能差距極大，甚至相反。

右圖：黃色線為吃香蕉的血糖波動，紫色線為吃餅乾的血糖波動，受試者 C 與受試者 D，在吃香蕉和餅乾後產生完全相反的血糖反應。

結果證明：不同人對同一種食物的反應可以差異極大，甚至完全相反。

　　以色列的大型研究已證明：沒有兩個人對食物的反應是完全一樣的，那些所謂的「標準指南」並沒有考慮到每個人不同的遺傳基因、體重、睡眠、壓力、腸道菌叢狀態、胰島素敏感度甚至飲食順序與生活方式——這些都會影響每個人對血糖的反應。

　　如下圖，同樣吃一個貝果，測試者 A 血糖可以飆到 180mg/dl 以上的人怎麼可能會和血糖穩定在 120mg/dl 以下的測試者 F 的胰島素反應相同呢？答案是：完全不同。不同的人，吃相同的貝果，血糖反應呈現高度差異化，血糖反應不同，胰島素反應也不同。

這是六個不同測試者，每個人在第一天和第二天都吃同樣的貝果。
每個人的兩天血糖高低振幅幾乎相似。
可是相同的貝果，對於這六個人的血糖反應呈現非常大差異化。
紅色線A對貝果的血糖反應最大，綠色線F血糖反應最小

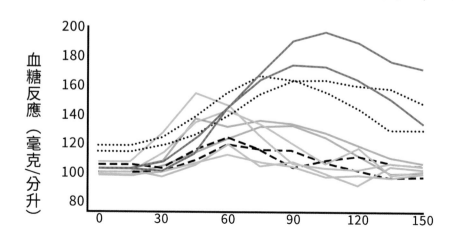

同樣吃一個貝果，有些人的血糖基本不動、有些人的血糖中度波動、
有些人卻會劇烈震盪。對別人來說可以越吃越瘦的健康美食，
對你來說可能是肥胖來源甚至是慢性毒藥！

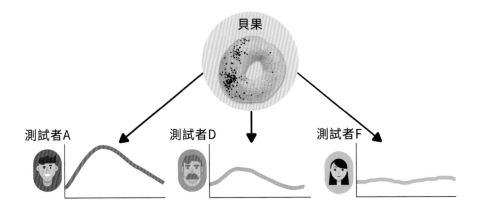

　　所以即使是專業營養師根據教科書或是人們熟知的「標準」去規劃你的飲食方案，還是有可能讓你瘦不下來甚至更胖！這些「標準」都只是參考值，沒有任何一個「數據」是針對於你個人的最佳指標，所以你必須透過檢測，才能精準挖掘出自己獨一無二的飲食體質，才能瞭解自己到底適合吃什麼，而不是由哪個專家說了算。

　　「連續血糖機」Continuous Glucose Monitoring，簡稱 CGM，提供我們一次前所未有的機會探索，它讓你親眼目睹，平時你理所當然放入口中的食物，對你的血糖可能會造成什麼樣的衝擊，而某些不當飲食的血糖衝擊日積月累就會給你的身體造成不可挽回的傷害。CGM 讓你可以在每餐後立即評估改善飲食後的明確效果。讓你能夠時刻追蹤並查看你的飲食與自己的身體互動反應，積極改善並追求更針對你個人體質與需求的精準減肥健康解方。

這是一場顛覆減肥方法的新革命，
這就是私人訂製
精準減肥「想胖都難」的健康未來！

我的筆記

常見問題 1

三個月抽血一次的身體健康檢查項目中「糖化血色素」，不是就可以了解血糖狀態嗎？

糖化血色素反應的是 3 個月內血糖的整體健康狀態，但它無法反應實時每餐的血糖波動。每一餐到底吃對了沒有？是否有異常高血糖、低血糖？只是憑藉「糖化血色素」的平均參考值來判斷，實在是太過於粗劣。這期間的幾百次飲食中，到底哪幾餐吃對了？哪幾餐吃錯了？我們無法從中詳細追究探討。

另外，你想等血糖長期震盪導致糖化血色素指標異常以後才做改變嗎？「糖化血色素」異常，不僅導致肥胖，還增加了罹患糖尿病的風險。糖化血色素相對每日的血糖波動來說是一種「落後指標」或「期末總結」；相對的，CGM 讓我們時刻能夠瞭解自己的血糖，就像是健康的「先行指標」，及時反饋血糖問題，驅使人們主動做出改變，減少肥胖問題並可預防各種擾人的慢性病。

如下圖，這兩位檢測對象的糖化血色素都是 5.7%，但兩者每日血糖波動大不同。長期來說，檢測對象 A 比檢測對象 B 更容易發胖並提高罹患慢性疾病的風險。

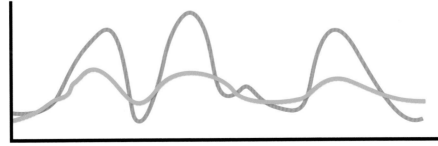

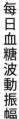

常見問題 2

　　我能不能使用「指尖血糖機」就好？為什麼一定要使用連續血糖機？

　　指尖血糖機是以扎針取指尖血的形式了解血糖。一般為餐後每半小時扎一次針，一天最多 20 個數據，手指又痛又流血。而且指尖血無法呈現完整的血糖波動狀態，容易忽略了高峰與低谷血糖。恰恰這高峰與低谷正是發生肥胖與慢性病的最重要因素。如下圖，連續血糖機可以檢測到指尖血糖機容易錯過的高血糖與低血糖。

　　連續血糖機每 5 分鐘就有一次血糖數據，一天最多有 288 次數據結果。指尖血點狀的照片對比電影式的連續血糖圖講述的故事是完全不一樣的。呈現的數據越是完整，才能更精準的分析你血糖波動的真實狀況。

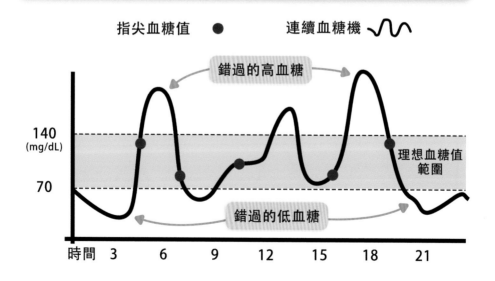

常見問題 3

如果我不使用連續血糖機，每天稱體重不就可以知道減肥效果了嗎？

首先，使用連續血糖機你才能找出到底什麼食物會強烈刺激你的血糖，引起胰島素升高導致你現在的肥胖。

其次，連續血糖機可以直觀確認每一餐的飲食效果，及時反饋讓減肥有依據可循、明確調整方向、非常好操作。控制好血糖，是體重體脂的「先行指標」。

而每天稱體重則是「落後指標」，體重下降無法瞭解到底是哪一餐吃對了，體重上升也無法瞭解到底哪一環節出錯了。另外，每個人的減肥效果反應在體重數字上的時間也是不一樣的，有些人為 1-2 天，有些人甚至為 3-4 天。體重數字並不是每天都在下降，一旦體重一段時間停滯，非常容易讓人放棄減肥轉而開始暴飲暴食。

根據體重判斷	根據飯後血糖值判斷
體重下降無法確切了解到底那一餐吃對了，體重上升也無法了解到底哪一個環節出錯了	能讓你找出到底何種食物會強烈刺激你的血糖，引起胰島素升高導致你現在的肥胖
體重數字並不是每天都在下降，一旦體重長期停滯，非常容易讓人放棄減肥又暴飲暴食	可直觀看到每一餐的飲食效果，及時反饋讓減肥有依據可循，明確調整方向，非常好操作
體重管理的 落後指標	體重管理的 先行指標

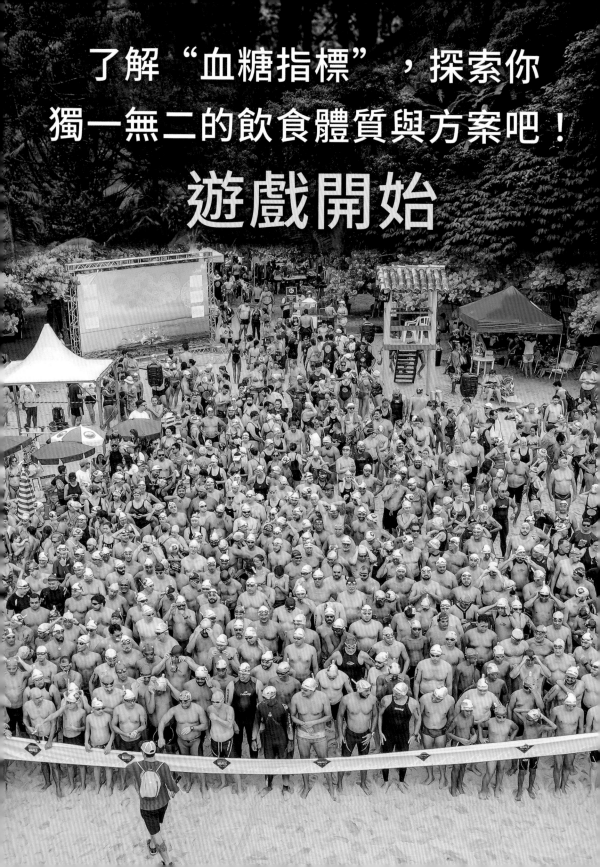

減肥應該吃的健康一點，

但「應該」到底是什麼，健康的「標準」是多少？

根據「國際糖尿病聯合會（IDF）餐後血糖管理指南」，建議非糖尿病患者餐後血糖不宜高於 140mg/dl，且血糖應在 2～3 小時內恢復到餐前水平。

高/低GI飲食對血糖的影響

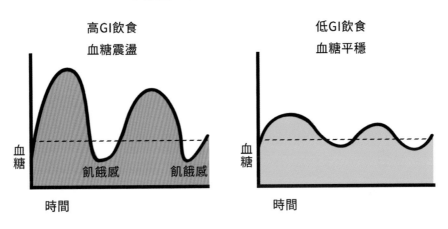

血糖應避免像左圖這樣大幅震盪：一般血糖升的越高會產生跌的更深的低血糖，急降的低血糖容易感到飢餓、想吃甜食、頭暈、想睡覺，下午總是想吃下午茶或點心可能是因為中午不當的飲食導致血糖過高，讓下午頻頻出現低血糖的結果，長期不僅會造成肥胖也損害健康。

血糖振幅應該保持像右圖一樣平穩：如平靜的海面輕微起伏，是減肥和健康的良好指標，平穩而續航力強的血糖也更加有飽足感。

遊戲規則

血糖巔峰為餐後血糖到達的最高值，
血糖振幅＝「血糖巔峰－餐前血糖」的幅度。
空腹血糖為你剛起床空腹時的血糖值。
吃飯前測的血糖為餐前血糖，餐前血糖＝空腹血糖 ±10%。在你的測試中，每一次測試前血糖都要回落到餐前血糖值（我們稱為「基線」）才能繼續下一次測試。

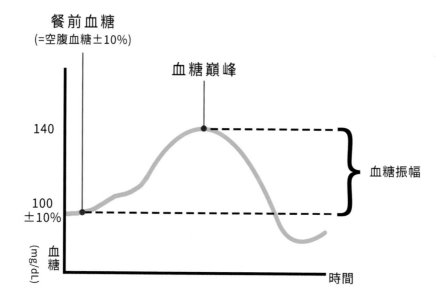

餐後血糖巔峰控制在 140mg/dl 以內，更精確為血糖振幅盡量 ≤ 40mg/dl 是**「綠燈」安全食物**；

餐後血糖巔峰達到 140 ～ 160mg/dl 之間，更精確為血糖振幅盡量控制在 40 ～ 60mg/dl 是**「黃燈」需要警戒的食物**；

餐後血糖巔峰超過 160mg/dl，更精確為血糖振幅 ≥ 60mg/dl 是**「紅燈」不僅肥胖也損害健康的食物**。

精準抓出使你血糖震盪與肥胖的「罪魁禍首」，從此當你為了減肥或保持健康而選擇正確食物時，不會再有疑慮，不需再猜測。

食物類型	血糖巔峰	血糖振幅	
肥胖又傷身的食物	＞160 mg/dl	≥60 mg/dl	●
需要警戒的食物	140~160 mg/dl	40~60 mg/dl	○
安全食物	＜140 mg/dl	≤40 mg/dl	○

重要說明：

連續血糖機有各式各樣的品牌，不同品牌的使用天數也不同。若希望跟著本書完成所有或大多數的檢測，那就盡量選擇時長為 14 天的連續血糖機，才不會讓檢測做的太趕，或來不及完成檢測。時長為 14 天的連續血糖機也能讓你更全面的瞭解血糖狀況。

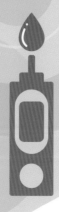

Step 1.
精準抓出使你肥胖的
「罪魁禍首」

牛刀小試：請問你覺得哪一餐對康妮的血糖反應比較大（更容易儲存脂肪）？

A. 無油雞胸肉便當

B. 低脂牛奶＋燕麥＋香蕉＋小番茄

C. 炸雞配沙拉（吃了 3 隻炸雞腿）

D. 吃到飽火鍋（吃了 16 盤 x50 公克的肥牛與大量蔬菜）

E. 一顆便利店拳頭般大小的熱地瓜

F. 便利店的三角飯糰搭配低糖豆漿

請寫下你的排序（影響順序從大＞小）：

_____

確定想好了嗎？

A 無油雞胸肉
便當

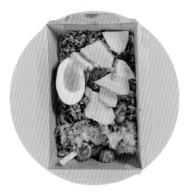

B 低脂牛奶+燕麥
+香蕉＋小番茄

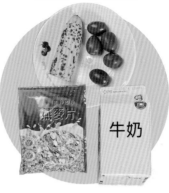

C 炸雞配沙拉

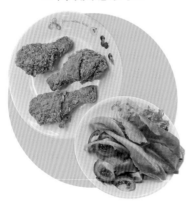

D 吃到飽火鍋

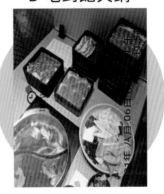

E 地瓜

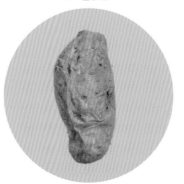

F 飯糰配低糖豆漿

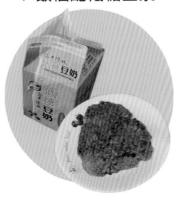

血糖反應從大到小排序的正確答案是：

F 飯糰配低糖豆漿＞ A 無油雞胸肉便當＞ E 地瓜＞ B 低脂牛奶＋燕麥＋香蕉＋小番茄＞ D 吃到飽火鍋＞ C 炸雞配沙拉

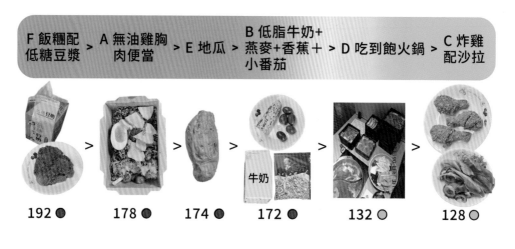

你答對了幾個？有沒有被震驚到呢？我們來一一解析：

1. 飯糰配低糖豆漿：你是否常常為了方便，一顆飯糰配一瓶豆漿就搞定早餐，但康妮吃完這餐後血糖震盪都已經要到達糖尿病前期的震盪標準程度，真是倒吸一口涼氣！

2. 無油雞胸肉便當：市面上一直推崇「健康」的無油雞胸肉便當，血糖卻飆升到紅燈 178mg/dl 直追糖尿病前期的震盪標準！這類餐盒會標榜「低 GI」（低「升糖指數」），一般會認為減肥必須吃少油少鹽便當，結果它竟然是康妮的增肥利器！

3. 地瓜：一提到減肥就容易想到吃高纖養生的地瓜，但地瓜剛剛好也是康妮血糖的禁忌，一顆熱騰騰的地瓜連填飽肚子還不夠就已經紅

燈警報了，康妮終於找到以前減肥時，卻越減越肥的原因就是因為常常吃地瓜！

4. 低脂牛奶＋燕麥＋香蕉＋小番茄：燕麥一再被推荐成降膽固醇的寶物，老人家早餐最愛低脂牛奶＋燕麥，但在燕麥成功降膽固醇之前，你阿嬤的血糖早已經爆燈好幾次了！為了長輩的健康，一定要幫他們測一次血糖，不然很難勸得動他們根深蒂固的「健康」觀念。就連想減肥的你也一樣，不管水煮麥片還是牛奶泡的麥片，都要親自測過血糖才知道會不會讓你發胖。

5. 吃到飽火鍋：吃到飽火鍋 16 盤 x 50 克的肥牛肉配大量蔬菜卻是穩穩坐在綠燈的位置？！沒錯，其實火鍋是減肥非常好的選擇，只要避免吃加工食物的火鍋料和澱粉類食物等。肥牛，肥羊和雞豬肉片與蔬菜都是原型食物不易升血糖。別看康妮身材保持的很好，食量卻非常大！16 盤肥牛下肚，不僅吃飽很爽，還能不停瘦更爽！

6. 炸雞配沙拉：很多美女減肥最怕吃炸雞，但炸雞對康妮來說卻是最平易近人的美食，雞腿有豐富的蛋白質和油脂所以不易升血糖，而且可以維持非常長時間的飽足感。飽足感在減肥的過程中非常重要，因為飢餓很容易讓你想在下午時「偷吃一口」，打斷燃脂的作用哦！（炸雞腿對康妮的血糖非常友好，但還是要避開反復回鍋的炸油，反復炸的油容易變質。）

　　以上就是你使用連續血糖機的第一個測試環節，我們稱之為「碳索計劃」。

「碳索計劃」將帶你進行一次前所未有的飲食探索，深入瞭解自己對食物的健康反應。眾多完成過「碳索計劃」的測試者都說整個過程讓他們「驚喜連連，收穫滿滿，非常值得！」

戴上連續血糖機之後，先試試你最經常吃的食物吧！**因為肥胖就是源自於你每天生活中做出的數百個選擇，而你最經常吃的美食可能就埋伏著「大患」。**

快選擇你最常吃的三種早餐或最愛吃的美食／飲料來測試吧！

或者，我們也為你挑選了「碳索計劃」中曾經發生精彩瞬間的搭配組合，供你大快朵頤的挑戰：

你認為健康/能減肥的 美食或飲料		你認為不健康/會胖的 食物或飲料	
水果	五穀粉	奶茶	回鍋肉
玉米	握壽司	零食	大塊牛排
貝果	綠拿鐵	燒烤	痛風海鮮鍋
拉麵	全麥麵包	焗烤	蹄膀/控肉飯
熱地瓜	綠豆薏仁湯	鮮奶油	重乳起司蛋糕
燕麥片	飯糰配豆漿	鹽酥雞	多肉吃到飽火鍋
糙米飯	無添加糖產品		
雜糧粥	無油雞胸便當		

快來完成你的第一張碳索卡吧！

在測試食物的後方，請寫下連續血糖機的測試結果數據，再對照「紅綠燈表」（第 77 頁）看看到底誰是你肥胖的「罪魁禍首」吧！

測試越多元的食物，越能找出你獨一無二的飲食體質，也別忘了和你的朋友分享精彩結果，例如：康妮以前減肥就只能常常含淚吃地瓜，但現在減肥期間她最常說的是：「走吧！我請你吃和牛火鍋吃到飽或炸雞，因為我現在正在減肥！」

快選擇你最常吃的三種早餐或最愛吃的美食/飲料吧！

碳索最愛美食卡			
食物	血糖巔峰 mg/dL	血糖振幅	燈號
例：地瓜	170	+80	✓
1.			
2.			
3.			

*注意：每餐食物測試後，需要回到基線才可以進行下一餐的測試。（餐前血糖基線=起床後空腹血糖±10%）例如：起床空腹血糖=90mg/dl，第一餐測試血糖巔峰為180mg/dl，需要等血糖恢復到90mg/dl（±10%）才能繼續下一餐的測試。

猜一猜 1

　　猜猜看，一桌菜和一根玉米誰比較容易震盪江小姐的血糖？江小姐為了減肥每天都會吃玉米，常年瘦不下來而且越減越肥，經過「碳索計劃」後才知道一根她以為很健康的玉米竟然讓她血糖衝破 200mg/dl ！還不只震盪一次！

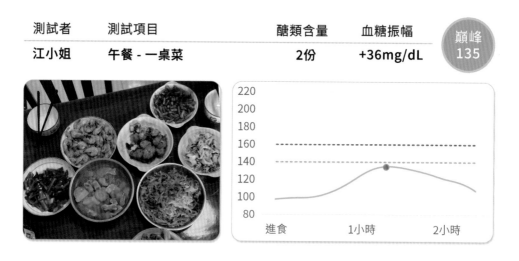

測試者	測試項目	醣類含量	血糖振幅	巔峰 135
江小姐	午餐 - 一桌菜	2份	+36mg/dL	

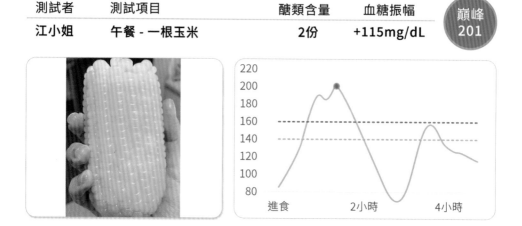

測試者	測試項目	醣類含量	血糖振幅	巔峰 201
江小姐	午餐 - 一根玉米	2份	+115mg/dL	

猜一猜 2

　　再猜猜全麥吐司和白吐司對瑞莎來說哪個更容易震盪血糖？這個測試結果讓瑞莎跌破眼鏡！瑞莎還不放心的測了兩次，結果一致！對於瑞莎來說，白吐司根本不會升血糖，但全麥吐司徹底就是瑞莎的「肥胖吉祥物」！瑞莎從此以後告別全麥吐司，減肥時卻還可以安心享受白吐司，非常幸福。

測試者	測試項目	醣類含量	血糖振幅	巔峰 196
瑞莎	晚餐 - 全麥麵包	1份	+109mg/dL	

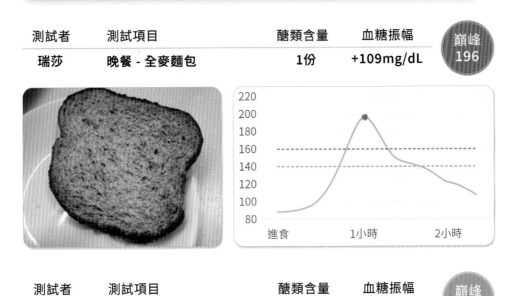

測試者	測試項目	醣類含量	血糖振幅	巔峰 105
瑞莎	晚餐 - 白吐司	1份	+13mg/dL	

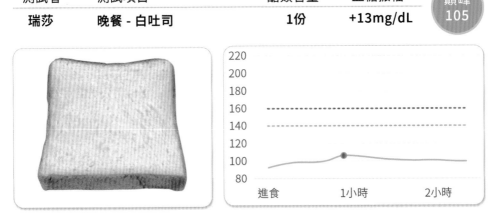

猜一猜 3

　　無油雞胸肉便當聽起來一定比牛肉炒麵健康多了：看看真實的數據吧！即使是菜多肉多的水煮便當，竟然還是讓胡小姐血糖達到 167mg/dl！而有油脂的牛肉炒麵只微微波動到 111mg/dl 就慢慢落下平穩。

測試者	測試項目	醣類含量	血糖振幅	巔峰 167
胡小姐	晚餐 - 水煮便當	4份	+75mg/dL	

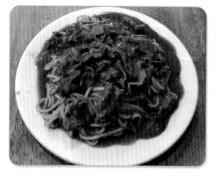

測試者	測試項目	醣類含量	血糖振幅	巔峰 111
胡小姐	晚餐 - 牛肉炒麵	3份	+26mg/dL	

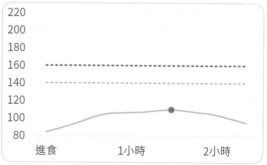

猜一猜 4

半小碗無糖綠豆薏仁，會讓王小姐升多少血糖呢？王小姐每次都覺得這麼小碗還無糖的綠豆薏仁肯定不會長胖，「碳索」計劃證明給她看：即使是半小碗無糖的綠豆薏仁，不到一個小時血糖還是可以飆到 198mg/dl！再快速震盪掉落！

測試者	測試項目	醣類含量	血糖振幅	巔峰 198
王小姐	點心 - 半碗無糖綠豆薏仁	2份	+112mg/dL	

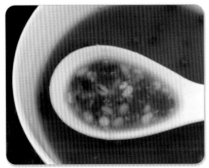
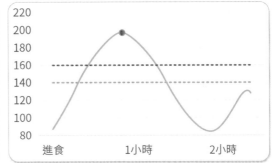

總結

　　血糖數據顯示了你的身體對這些食物獨一無二的真實反應，讓你飆升血糖的食物不僅容易發胖，更會深深損傷健康。每個人的體質是不同的，唯有分析出你自己的體質後，才能設計出針對你個人的精準解方。

　　不測不知道一測嚇一跳！你或許也會很驚訝哪些食物會造成你的血糖震盪，而哪些食物竟然不會升血糖，快來參加「碳索計劃」檢測你自己的血糖吧！

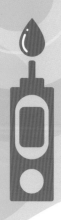

Step2.
不再生成脂肪的關鍵

紅燈變綠燈與專屬於你的飲食設計

完成「碳索計劃」後，有沒有收穫滿滿？「綠燈」食物請繼續安心享用。接下來我們就要針對你找出的「黃燈」和「紅燈」食物進行調整。這裡將為你揭開5個不再生成脂肪的關鍵技巧與「降糖解方」。

首先了解，到底是誰升高了你的血糖？

完成「碳索計劃」的你有沒有發現，會刺激你血糖飆升的食物大概率是「含醣高」的食物。

不只有額外添加的「糖」會升血糖，例如：白糖、砂糖、蜂蜜等等。

還有醣類的「醣」也會升血糖，例如：糙米飯、麵包、饅頭等碳水、澱粉主食，它們或許幾乎沒有「添加糖」，但含「醣」量卻很高。

其實，這些食物本身所含有的「醣」和「額外添加的糖」在你身體裡消化分解後都是一樣的，都會被分解為葡萄糖，並吸收進入你的血液裡成為血糖。

一位正常的成年女性全身循環裡的血糖大概只有5公克糖，相當於一顆正方形的方糖這麼多而已。

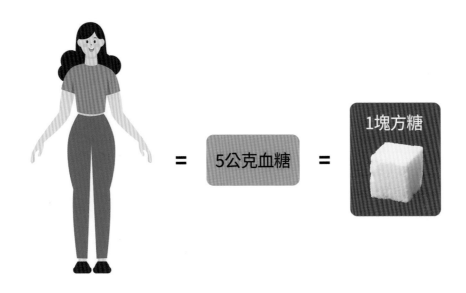

　　當代女性不發胖的一餐，含醣量最多為 30 公克醣 =6 塊方糖（5 公克 / 塊）。此時你可以把你手邊的食物翻到背面的營養成分表，跟著下一頁的指示算一算「含醣量」，你就能知道自己到底不知不覺吃下了多少讓你發胖的含醣類食物。

含醣量 = 碳水化合物 − 膳食纖維
（若無膳食纖維，含碳水化合物量即含醣量）

如何計算方糖量？

・第①步 - 每25公克為一份的含醣量公式：

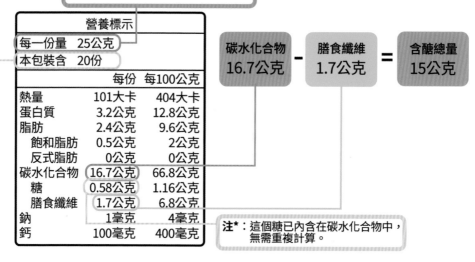

營養標示		
每一份量 25公克		
本包裝含 20份		
	每份	每100公克
熱量	101大卡	404大卡
蛋白質	3.2公克	12.8公克
脂肪	2.4公克	9.6公克
飽和脂肪	0.5公克	2公克
反式脂肪	0公克	0公克
碳水化合物	16.7公克	66.8公克
糖	0.58公克	1.16公克
膳食纖維	1.7公克	6.8公克
鈉	1毫克	4毫克
鈣	100毫克	400毫克

碳水化合物 16.7公克 － 膳食纖維 1.7公克 ＝ 含醣總量 15公克

注*：這個糖已內含在碳水化合物中，無需重複計算。

・第②步 - 含醣總量（公克）換算方糖量（塊）公式：

$$5公克含醣量 = 1塊方糖 (5公克/塊)$$

含醣總量 15公克 ＝

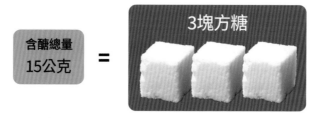

3塊方糖

・總結 - 每一份量25公克＝3塊方糖，

整盒包裝為20份 × 3塊方糖/份＝60塊方糖！！！

　　以燕麥舉例，一小包燕麥的含醣量就有 21.6g 醣，相當於 4.3 塊方糖。

・舉例：僅一小包37.5公克燕麥含 4.3塊方糖

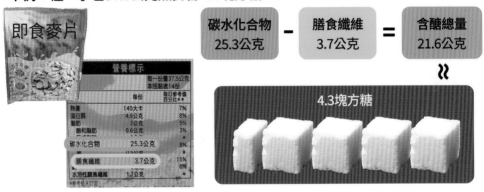

　　還有市面上標榜「無添加」的優格其實都有可能會強力刺激你的血糖，以一小杯優格舉例，這一一小杯就含有 25.6g 的含醣量，相當於 5.1 塊方糖！

・舉例：僅一小杯市售優格"無添加"就含 5.1塊方糖

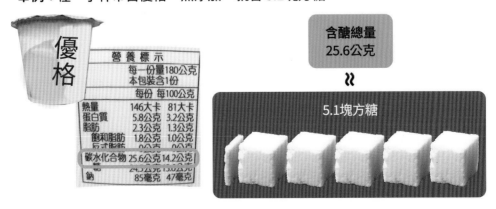

　　所以僅吃一份燕麥配「無添加」優格就已經遠遠超過當代女性不發胖的一餐含醣量建議了，這樣常見的減肥早餐，根本很難瘦下來！

重要說明：

我們不是完全不吃醣或害怕吃醣，而是要吃對分量。

　　你要做的就是適量控制這些含醣類高的食物，而不是早餐吃完燕麥后，午餐又吃一大碗米飯。在接下來的章節中會具體講解到底該吃多少、怎麼吃。

　　另外，你有沒有發現，吃油脂，吃蔬菜好像都不太容易升血糖？

　　是的，沒錯，油脂和蔬菜都不易升血糖，你甚至可以理解成它們是穩定血糖的「降糖食物」。所以減肥一定要多吃蔬菜，而且千萬不可以「低脂」。

　　就像康妮試給你看的無油雞胸肉便當，根本就無助於減肥，甚至還越吃越胖。油脂還有更多減肥與健康的益處，絕對是你身體必不可少的元素，在接下來的「飲食方案設計」章節中會具體介紹。

　　那蛋白質呢？（例如：蛋，豆類和肉類）蛋白質分為兩個情況：

　　當你的這一餐的飲食中含醣量低時，蛋白質可以強力穩定血糖，非常有效。

　　但當你又吃高含醣食物又同時吃高蛋白的時候，血糖和胰島素就會被攻破防衛線，扶搖直上肥胖巔峰。

　　那具體多少含醣量適合呢？別急，接下來的「飲食方案設計」將根據你自己獨一無二的體質來進行私人訂製。

所以結論是什麼？

來看看不同食物對你的血糖影響示意圖，

請你一定要記得這張非常重要的圖，因為在接下來的「飲食方案設計」中都將用到這張圖的原理（第 94 頁）：

含醣類食物會快速刺激你的血糖上升並快速下降；而纖維（即蔬菜）可以稍微放緩血糖上升的速度；蛋白質（例如肉類）則是一員「猛將」不僅能平穩血糖還能拉長血糖時間，若能延長在標準範圍內的血糖時間，維持的越久，飽足感則越久，不容易飢餓。

而油脂更是「穩定血糖之王」不僅不怎麼升血糖，而且還是「最能讓你感到飽足」的好漢。常常吃低脂餐減肥的仙女常常一到下午或睡前就感到飢餓，只要一餓就容易抓東西來吃，這就是「無油」帶來的缺點之一。

接下來，我們將帶著你一起把紅燈食物變綠燈食物，降低血糖震盪並穩定血糖。

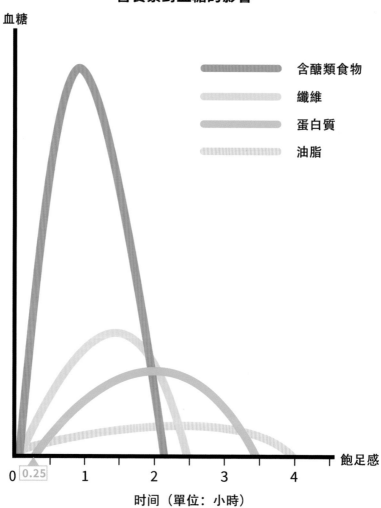

營養素對血糖的影響

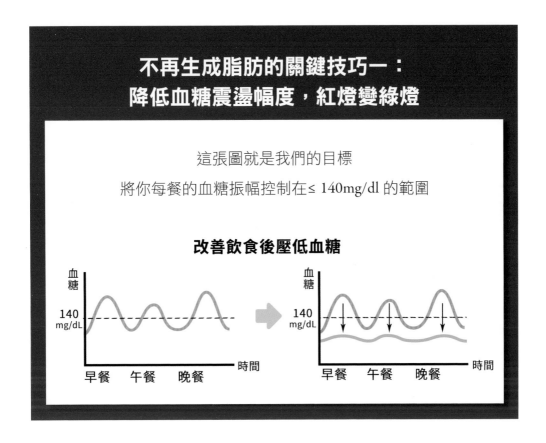

不再生成脂肪的關鍵技巧一：
降低血糖震盪幅度，紅燈變綠燈

這張圖就是我們的目標

將你每餐的血糖振幅控制在 ≤ 140mg/dl 的範圍

改善飲食後壓低血糖

吃對飲食順序，減肥增肥效果大不同

你到底是想要減肥還是增肥呢？

先吃**幾口米飯與水果**對比**先吃肉再吃飯**的血糖，是紅燈和綠燈的天壤之別！

　　如下圖，這是康妮吃相同的一餐，用不同的飲食順序吃出來的血糖效果。

測試者	測試項目	醣類含量	血糖振幅	巔峰 184
康妮	午餐 - 前幾口為米飯，水果	2份	+94mg/dL	

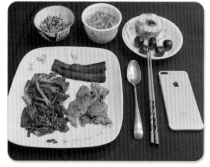
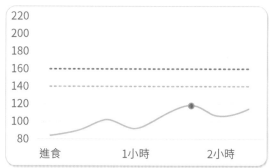

測試者	測試項目	醣類含量	血糖振幅	巔峰 118
康妮	午餐 - 肉先吃，飯與水果最後吃	2份	+34mg/dL	

　　長輩常說「餐前吃水果好消化」，一般人吃飯時也不在乎飲食順序「先扒拉一口飯再夾肉，菜配著吃」。但現在為了減肥和健康，**請**

務必將飲食順序改成「先吃 3 口蛋白質和油脂→再吃 3 口蔬菜→最後菜肉配著含醣類食物一起吃」。

　　美國糖尿病照護期刊已證明：先吃含醣類食物相比最後吃含醣類食物，血糖上升的幅度會高出更多。因為除了含醣類食物以外的菜、肉、油都有穩定血糖的效果，它們可以擋在含醣類食物前面先消化，延緩血糖上升。

　　這不是讓你把整鍋紅燒肉吃完才能吃米飯，而是先吃幾口蛋白質、油脂與蔬菜，接著再開始搭配米飯輪著吃即可，這樣小小的行為改變就可以顯著改善你的血糖值了。使用過這個飲食順序的糖尿病患跟我們分享：「這麼多年來，我的血糖沒有像現在這樣控制的這麼好過！」這個方法也要教給你的父母長輩，對他們的健康也會有非常大的幫助。

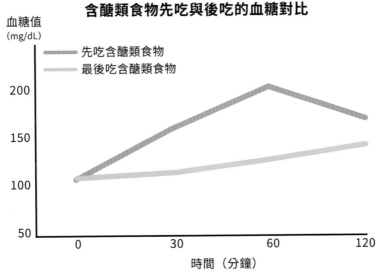

含醣類食物先吃與後吃的血糖對比

血糖值（mg/dL）

先吃含醣類食物
最後吃含醣類食物

200

150

100

50

0　　　30　　　60　　　120

時間（分鐘）

資料來源：2015年《糖尿病照護》期刊

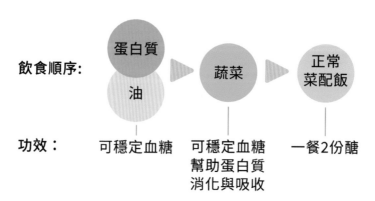

飲食順序：　蛋白質　油　→　蔬菜　→　正常菜配飯

功效：　可穩定血糖　可穩定血糖 幫助蛋白質 消化與吸收　一餐2份醣

　　只需要避免空腹先吃含醣類食物，僅做這樣一點小改變，就可以對減肥和健康做出巨大的正面改善。快去試試相同的兩餐，看看以不同的飲食順序是否能改變你的血糖！用你自己的血糖振幅來證明效果吧！

比比看不同的飲食順序給你帶來什麼樣的影響？

飲食順序碳索卡			
食物	血糖巔峰 mg/dL	血糖振幅	燈號
1. 含醣類食物→蔬菜 →蛋白質或油脂			
2. 蛋白質或油脂→蔬菜 →含醣食物			

*注意：每餐食物測試後，需要回到基線才可以進行下一餐的測試。（餐前血糖基線=起床後空腹血糖±10%）例如：起床空腹血糖=90mg/dl，第一餐測試血糖巔峰為180mg/dl，需要等血糖恢復到90mg/dl（±10%）才能繼續下一餐的測試。

常見問題 1

你是不是總認為胃是一個空盒子，食物進去以後會攪拌在一起消化？

其實你的胃非常在乎先來後到的順序，先進去的食物先消化。所以先吃先進去「蛋白質、油脂、蔬菜」就可以先消化，提前做好穩定血糖的準備。

常見問題 2

為什麼不是蔬菜先吃而是蛋白質或油脂先吃？還記得我們最重要的「不同食物對你的血糖影響示意圖」嗎？（第 94 頁）

例如：先吃五花肉、紅燒肉、全蛋（包括蛋黃）、牛排等，都含豐富的蛋白質與油脂可以比蔬菜更有效的穩定血糖。康妮會在餐前先喝一勺油，那穩定血糖的效果更是毋庸置疑！外食時，你也可以在超商先買溏心蛋餐前吃。

如果你還是無法相信，那就用你自己的血糖數據來證明吧！試試先吃蔬菜或先吃蛋白質與油脂，看看哪個穩定血糖的效果更好。

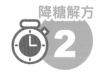

降糖解方 2 選對你的含醣類食物與分量

找出你的主食排行榜

到底什麼是含醣類食物？

你所聽過的澱粉、糖、碳水化合物（除膳食纖維）、穀物、雜糧、根莖類蔬菜、水果、牛奶、勾芡都是含醣類食物。這些含醣類食物被你消化分解成為「葡萄糖」，進入你的血液裡成為「血糖」，含醣類食物是造成你血糖升高驚動胰島素的主因，也就是肥胖的主因。

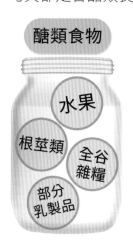

醣類食物

水果
根莖類
全谷雜糧
部分乳製品

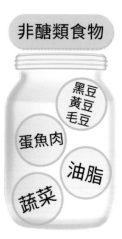

非醣類食物

黑豆黃豆毛豆
蛋魚肉
油脂
蔬菜

想要減肥只能吃多少含醣類食物才能瘦得下來？吃多少醣類才能保持血糖健康？

「血糖」就像你的能量燃料，血糖越高「油箱越滿」。

舊石器時代的你需要大量消耗血糖能量來奔跑捕獵，農耕時代的你需要大量血糖才有力氣耕地農作，古代交通不便時你要走路或騎腳踏車上下班，但現在常年坐著辦公「能躺著就不坐著，能坐著絕不站

著」的你，過多的血糖無用武之地，只好儲存成脂肪跑到你身體的各個部位。

所以，重點一：含醣類食物減量是必要的。

台灣防治糖尿病的宜蘭愛胰協會建議，糖尿病患者一餐以 1 份醣為限。

若是減肥者可提高至一餐 2 份醣，一天最好將醣類控制在 4 份以內。

具體一份是多少？

下圖中的食物都是含醣類食物，它們個別一份醣的分量標示如下。

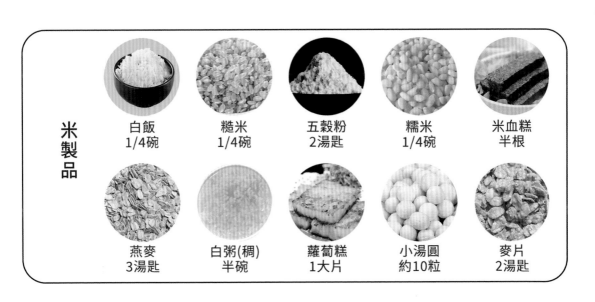

米製品

白飯 1/4 碗	糙米 1/4 碗	五穀粉 2 湯匙	糯米 1/4 碗	米血糕 半根
燕麥 3 湯匙	白粥(稠) 半碗	蘿蔔糕 1 大片	小湯圓 約10粒	麥片 2 湯匙

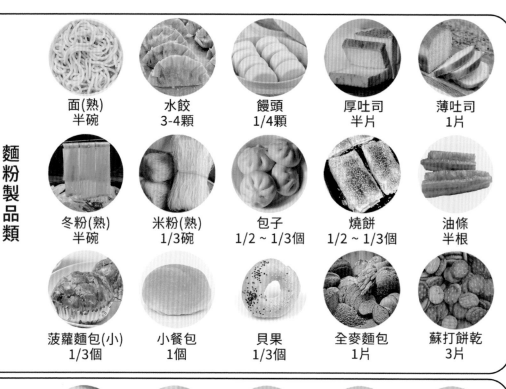

麵粉製品類

面(熟)
半碗

水餃
3-4顆

饅頭
1/4顆

厚吐司
半片

薄吐司
1片

冬粉(熟)
半碗

米粉(熟)
1/3碗

包子
1/2～1/3個

燒餅
1/2～1/3個

油條
半根

菠蘿麵包(小)
1/3個

小餐包
1個

貝果
1/3個

全麥麵包
1片

蘇打餅乾
3片

根莖類

地瓜(小)
半個

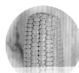

玉米
食指長

山藥
半碗

蓮藕
半碗

芋頭
半碗

荸薺
半碗

南瓜
半碗

馬鈴薯
半碗

乾豆類

紅豆(熟)
2湯匙

綠豆(熟)
2湯匙

蠶豆(熟)
2湯匙

花豆(熟)
2湯匙

蓮子(熟)
2湯匙

乳製品					

牛奶
240cc

奶粉
3湯匙

起司片
2片

優格(無糖)
市售1小盒

優酪乳(無糖)
市售1小瓶

水果類

蘋果
1個

奇異果
1.5個

柳丁
1個

香蕉
半根

小番茄
約13顆

葡萄
約13顆

蓮霧(小)
1.5~2個

芭樂(去籽)
拳頭大

芒果(去籽)
拳頭大

鳳梨
拳頭大

精製糖

白糖
3塊方糖

二砂糖
3塊方糖

紅糖
3塊方糖

蜂蜜
2湯匙

加工類
澱粉

綜合火鍋料
5顆

酸辣湯(勾芡)
1小碗

蚵仔煎
1/3個

原味蛋餅
1/3張

花壽司
1個

如果你想更精準一些，你可以把你手邊的食物包裝翻到背面的營養成分表算出「醣類含量」。「**碳水化合物 - 膳食纖維 = 含醣量**」，**15 公克醣 =1 份醣**。（若無膳食纖維，含碳水化合物量即含醣量）

如何計算含醣量？

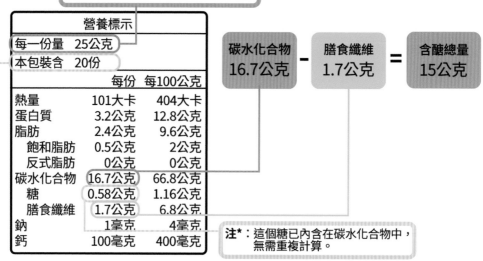

- 第①步 - 每25公克為一份的含醣量公式：

營養標示		
每一份量　25公克		
本包裝含　20份		
	每份	每100公克
熱量	101大卡	404大卡
蛋白質	3.2公克	12.8公克
脂肪	2.4公克	9.6公克
飽和脂肪	0.5公克	2公克
反式脂肪	0公克	0公克
碳水化合物	16.7公克	66.8公克
糖	0.58公克	1.16公克
膳食纖維	1.7公克	6.8公克
鈉	1毫克	4毫克
鈣	100毫克	400毫克

碳水化合物 16.7公克 - 膳食纖維 1.7公克 = 含醣總量 15公克

注*：這個糖已內含在碳水化合物中，無需重複計算。

- 第②步 - 含醣總量（公克）換算含醣分量（份）公式：

含醣總量 15公克 ÷ 15公克/份 = 1份醣

- 總結 - 每一份量25公克=1份醣，

整盒包裝為20份 × 1份醣/份 = 20份醣！！！

例如：

測試者	測試項目	醣類含量	血糖振幅	巔峰 178
康妮	午餐 - 無油雞胸肉便當	4份	+92mg/dL	

直觀法：1/4 碗飯為一份醣，此便當下方平鋪了一整碗飯的量，即此便當為 4 份醣。

精準計算法：15g 含醣類 =1 份醣，此便當的營養表示為 63g 碳水化合物 -3g 膳食纖維 =60g 含醣總量，除以 15g，即此便當為 4 份醣。

這樣一份「標榜低 GI 的便當」扎扎實實的給足了 4 份醣的糙米飯，相當於 12 顆方糖，難怪會讓康妮的血糖飆升，妥妥的是增肥食物啊！

現在你可以回憶一下以前的你是如何吃一餐飯的：

是不是一餐 1 ～ 2 碗白飯為正常食量，再加幾塊當時認為能減肥的蔬菜，實際卻是含醣類食物的山藥，芋頭或南瓜等等，這樣一餐下來就已經超過 5 份醣，相當於你一餐吃了 15 塊方糖！你的血糖和胰島素都已經衝向肥胖的雲霄！

　　現在你可以用連續血糖機，測一測就知道不同含醣量對你的血糖所產生的不同結果。

挑選三個你不太喜歡，卻為了"健康"而吃的食物或飲料，
如果檢測出來讓你血糖飆升，從此以後你就不用再含淚吃他們了！

碳索"健康"食物卡				
食物	含醣份量	血糖巔峰 mg/dL	血糖振幅	燈號
1.				
2.				
3.				

*注意：每餐食物測試後，需要回到基線才可以進行下一餐的測試。（餐前血糖基線=起床後空腹血糖±10%）例如：起床空腹血糖=90mg/dl，第一餐測試血糖巔峰為180mg/dl，需要等血糖恢復到90mg/dl（±10%）才能繼續下一餐的測試。

　　PS：減肥不是完全不吃醣類，而是吃對分量。即減肥不是不能吃芋頭、南瓜、地瓜、燕麥、水果，而是要將這些食物與你的主食一起當做醣類計算。有吃麵飯就少吃根莖類食物，有根莖類食物就少麵飯。同理有飯就少水果，有水果就少飯；有濃郁南瓜湯就少配法國麵包了，雖然我們都知道這樣很好吃。

　　每個人一餐都是 2 份醣嗎？每個人的耐糖度不同，一餐 2 份醣只是建議量。沒有哪個專家可以決定你的食物分量是多少，這件事只有你自己的身體知道。

　　一個 170 公分的大壯漢和一個 160 公分的小姑娘怎麼可能耐糖度相同呢？這是 170 公分，68 公斤的壯男龍哥和 160 公分，48 公斤的瑞莎，同時吃 2 份醣的米飯後所測試的結果。對龍哥的身體來說，2 份醣的米飯是剛好綠燈過關的。但對瑞莎的身體來說，2 份醣米飯像是「給小型車加大型車的油量，一次加得太滿了」。

測試者	測試項目	醣類含量	血糖振幅	巔峰 135
龍哥	晚餐 - 米飯	2份	+38mg/dL	

測試者	測試項目	醣類含量	血糖振幅	巔峰 180
瑞莎	晚餐 - 米飯	2份	+88mg/dL	

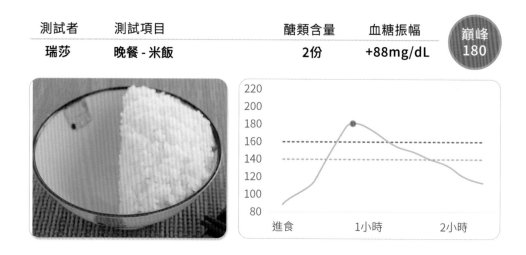

試試你適合的主食份量

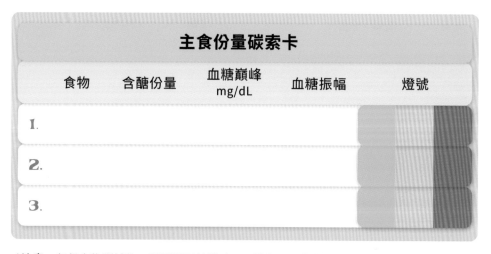

	食物	含醣份量	血糖巔峰 mg/dL	血糖振幅	燈號
1.					
2.					
3.					

主食份量碳索卡

*注意：每餐食物測試後，需要回到基線才可以進行下一餐的測試。（餐前血糖基線=起床後空腹血糖±10%）例如：起床空腹血糖=90mg/dl，第一餐測試血糖巔峰為180mg/dl，需要等血糖恢復到90mg/dl（±10%）才能繼續下一餐的測試。

重點二：依照個人飲食體質找出適合你的含醣類食物。

不僅僅是含醣類食物分量對血糖有影響差異，**食物類型**對每個人的血糖影響也都不同。

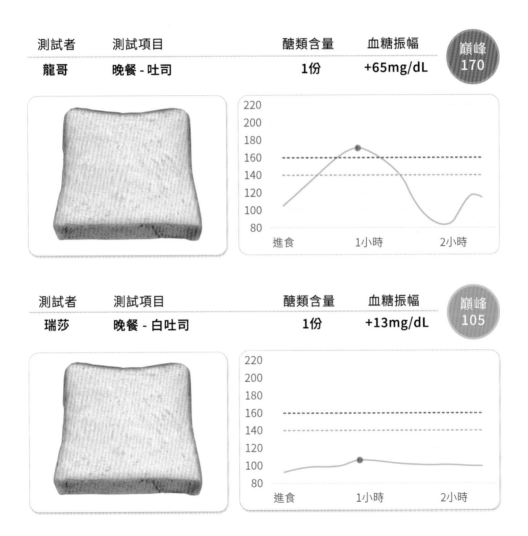

測試者	測試項目	醣類含量	血糖振幅	巔峰 170
龍哥	晚餐 - 吐司	1份	+65mg/dL	

測試者	測試項目	醣類含量	血糖振幅	巔峰 105
瑞莎	晚餐 - 白吐司	1份	+13mg/dL	

　　同樣是 170 公分的壯男龍哥和 160 公分的瑞莎同時吃 1 份醣的吐司之測試結果。龍哥的血糖劇烈震盪，而瑞莎卻平穩綠燈過關。相比上一個實驗中，龍哥吃 2 份醣的米飯平穩過關，而瑞莎的血糖卻劇烈震盪。這反映出適合每個人的含醣類食物不同，龍哥的主食更適合吃米飯，而瑞莎的主食卻更適合吃吐司。每個人適合的食物真的很不一樣！快試試什麼主食適合你吧！

試試什麼主食適合你

主食碳索卡				
食物	含醣份量	血糖巔峰 mg/dL	血糖振幅	燈號
1.				
2.				
3.				

*注意：每餐食物測試後，需要回到基線才可以進行下一餐的測試。（餐前血糖基線=起床後空腹血糖±10%）例如：起床空腹血糖=90mg/dl，第一餐測試血糖巔峰為180mg/dl，需要等血糖恢復到90mg/dl（±10%）才能繼續下一餐的測試。

　　這是康妮吃相同含醣量的不同食物，同樣為 2 份醣的漢堡與 2 份醣的三明治，血糖反應也不一樣！

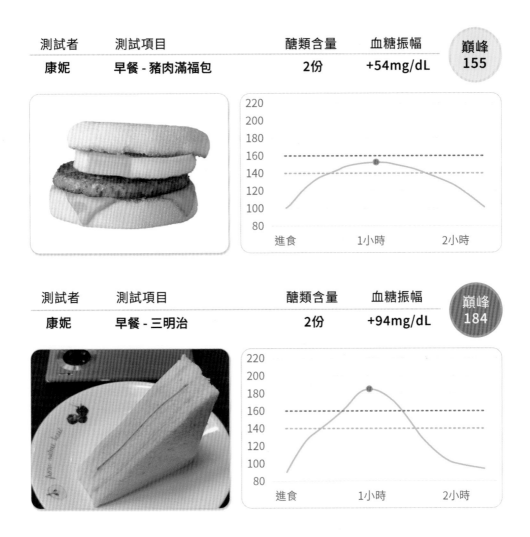

測試者	測試項目	醣類含量	血糖振幅	巔峰 155
康妮	早餐 - 豬肉滿福包	2份	+54mg/dL	

測試者	測試項目	醣類含量	血糖振幅	巔峰 184
康妮	早餐 - 三明治	2份	+94mg/dL	

　　前言我們提到 100 大卡的薯片和 100 大卡的牛排，對你身體的代謝反應和消化利用方式是完全不一樣的。而這裡我們就得以證明，就連 2 份醣的漢堡和 2 份醣的三明治，相同含醣分量的不同食物，對你身體的代謝反應和消化利用方式也可能是不一樣的！

所以選對你的減肥含醣類食物，必須要透過自己的檢測結果證明，這是你減肥成功至關重要的一步。

如果你以往經常吃的餐食會震盪你的血糖，那就試試減少分量會如何？或者試試相類似的營養但不同類型的食物，找出適合你的食物吧！

如果經常吃的主食都容易血糖上升，試試減少份量或試試看平時不太常吃的含醣類食物，找出最適合你的三種綠燈主食吧！

綠燈食物碳索卡

食物	含醣份量	血糖巔峰 mg/dL	血糖振幅	燈號
1.				
2.				
3.				

"黃燈" 含醣類食物請減量後，再做血糖測試直到綠燈為止。
"紅燈" 食物盡量避免經常食用，避免空腹直接食用。

看一看 1

　　熱門的「健康減肥綠拿鐵」是由蔬菜和水果混合打成的果汁，這到底能不能減肥呢？

　　綠拿鐵雖然是「聽起來很健康」由水果和蔬菜打出來的蔬果汁，但因水果含醣量非常高，又經過破壁料理機處理，將糖變成更容易吸收的游離糖，非常容易造成嚴重的血糖震盪，所以加了太多水果的蔬果汁其實跟含糖飲料差不多傷害血糖！建議綠拿鐵務必增加蔬菜的含量減少水果的含量，才是真的健康食物。

　　常常有長輩說：「我女兒很孝順，每天打綠拿鐵蔬果汁給我喝，而且水果放很多很好喝，還特別叮囑我一定要空腹喝才有效。」我們想象著這位長輩的血糖每天要經歷比遊樂園還心驚膽戰的「過山車」，真是要為這位長輩的健康摸一把冷汗。孝心要正確，不然就太不孝啦！

　　如果你平時有喝綠拿鐵的習慣，現在就測試看看吧！如果你沒有喝綠拿鐵的習慣，那就測一測你認為「健康」的飲料吧！例如：五穀粉，也常常是早餐血糖震盪的巔峰之物。不再盲目跟風，不再懷疑真假，不再聽信「健康謠言」，用你自己的數據證明它到底對你的身體健不健康吧！

測試者	測試項目		醣類含量	血糖振幅	巔峰 188
秋奶奶	早餐 - 綠拿鐵		2份	+90mg/dL	

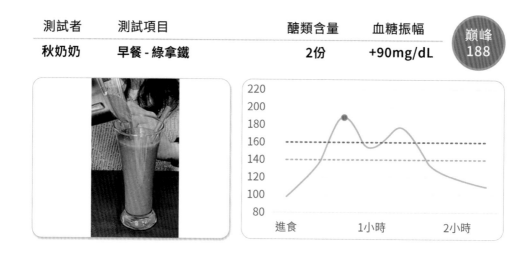

你認為健康的 "飲料"

"健康的飲料" 碳索卡

食物	含醣份量	血糖巔峰 mg/dL	血糖振幅	燈號
1.				
2.				
3.				

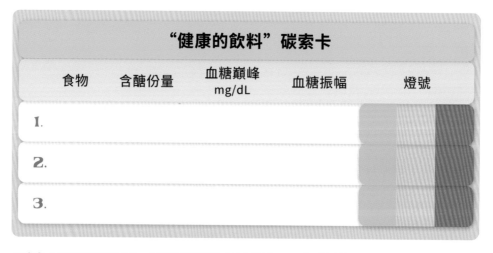

*注意：每餐食物測試後，需要回到基線才可以進行下一餐的測試。（餐前血糖基線=起床後空腹血糖±10%）例如：起床空腹血糖=90mg/dl，第一餐測試血糖巔峰為180mg/dl，需要等血糖恢復到90mg/dl（±10%）才能繼續下一餐的測試。

看一看 2

食物更加營養不代表對血糖友好

就連糙米飯都不一定比白飯更適合減肥！這全都取決於你身體獨一無二的反應。一般認為糙米飯的 GI 值比白飯低，所以絕大多數的營養師都經常鼓勵大家多吃糙米飯。但康妮吃糙米飯和白飯的血糖相似，並沒有特別顯著的說明糙米比白飯更能穩定血糖。而瑞莎吃白飯的血糖已經發生紅燈慘案，而糙米飯更是讓血糖慘不忍睹！

過去我們都認為糙米飯的營養價值比白飯高，的確如此。但「食物的營養元素」只是評估飲食建議的一個面向而已，應該將「血糖反應」與「營養元素」綜合評估才能更全面精細的定制個人化減肥健康飲食方案。

我們每個人的身體真的太不一樣，你我都非常特別！在過去我們只能依靠「平均值」和「經驗」普及「健康觀念」，但現在站在高科技的肩膀上，我們有機會可以了解獨一無二的自己，從而實現與設計出最適合你自己的精準減肥飲食指南。

試試你適合吃糙米飯還是白飯？

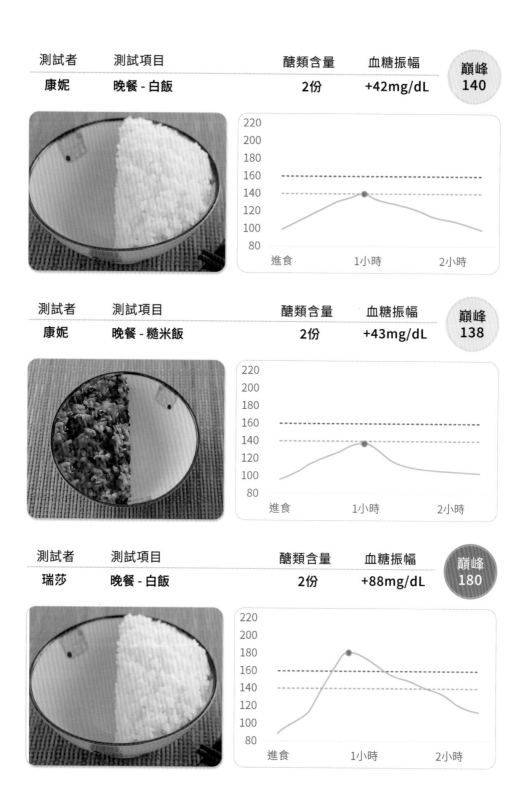

測試者	測試項目	醣類含量	血糖振幅	巔峰
康妮	晚餐－白飯	2份	+42mg/dL	140

測試者	測試項目	醣類含量	血糖振幅	巔峰
康妮	晚餐－糙米飯	2份	+43mg/dL	138

測試者	測試項目	醣類含量	血糖振幅	巔峰
瑞莎	晚餐－白飯	2份	+88mg/dL	180

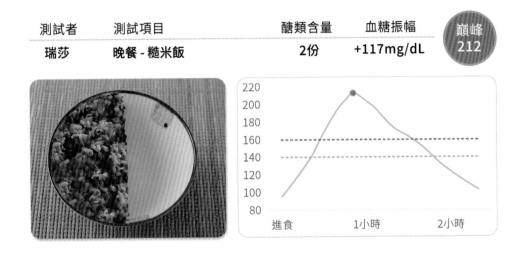

測試者	測試項目	醣類含量	血糖振幅	巔峰212
瑞莎	晚餐 - 糙米飯	2份	+117mg/dL	

試試你適合吃糙米飯還是白飯？

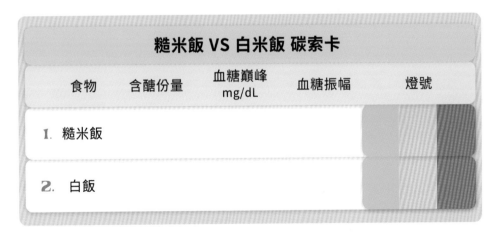

糙米飯 VS 白米飯 碳索卡

食物	含醣份量	血糖巔峰 mg/dL	血糖振幅	燈號
1. 糙米飯				
2. 白飯				

*注意：每餐食物測試後，需要回到基線才可以進行下一餐的測試。（餐前血糖基線=起床後空腹血糖±10%）例如：起床空腹血糖=90mg/dl，第一餐測試血糖巔峰為180mg/dl，需要等血糖恢復到90mg/dl（±10%）才能繼續下一餐的測試。

看一看 3

水果到底能吃多少？這是你減掉肚子贅肉的關鍵

　　你是不是也經常吃享有盛名的減肥水果「芭樂和小番茄」？今天帶你了解水果中「果糖」的真面目吧！「果糖」被「肝病防治學術基金會」定義為代謝疾病的禍首。

　　果糖的代謝路徑與其他醣類不同，它直接經由你的肝臟處理。當你是「愛吃水果」或「吃水果為了減肥」「下午餓了就吃個水果」的人，攝入的果糖超過肝臟的承受能力，肝臟會超負荷運轉，從而導致代謝功能障礙，代謝不出去的糖轉化為脂肪反而又囤積在肝臟內，形成脂肪肝。這就是為什麼果糖被認為是非酒精性脂肪肝的主要因素。所以每天吃超量的水果會讓你最想減去的肚腩越來越大；最喜歡的細腰因為脂肪肝過高而被埋沒。

　　脂肪肝已越來越年輕化，我們輔導的案例中，有 19 歲內臟脂肪就已經 11 級的男生。（正常 19 歲年輕男生內臟脂肪應該是 3-6級）這是因為他以前每天都要吃 2 大盤水果才覺得健康。停吃水果一段時間後，脂肪肝自然就可以有時間代謝出去。

　　來看看盛名「健康」的水果：芭樂、小番茄、火龍果、櫻桃、鳳梨的血糖波動吧！

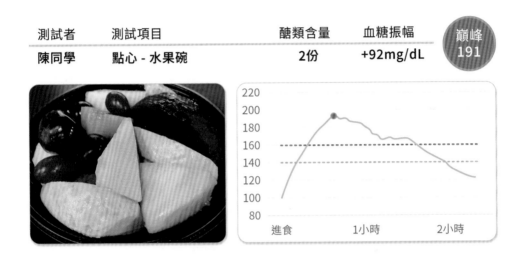

測試者	測試項目	醣類含量	血糖振幅	巔峰 191
陳同學	點心 - 水果碗	2份	+92mg/dL	

不論水果是原形，打汁或是曬成果乾，一樣都會影響血糖。

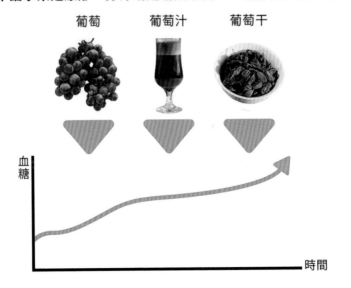

　　另外，手搖飲料使用的糖漿大多為果糖（果葡糖漿），成本又低味道又好，也非常容易溶於飲品中便於製作。別以為比較酸的飲料果糖含量就很少，康妮以前是知名連鎖餐廳餐飲總監，她總說：「女生最愛喝有一整顆檸檬的檸檬飲料或檸檬茶，以為可以去油膩能減肥，誰知道一整顆檸檬下去，還要加 70g 的糖！你才會覺得酸酸甜甜很好喝。」水果茶更是「水果果糖＋果葡糖漿」雙重「致命打擊」形成脂肪肝和肚子上的肥肉。每天一杯手搖飲正是年輕人提早搭上超重與脂肪肝的加速列車。用你的連續血糖機測測看，讓你愛不釋手的「水果茶」、「奶茶」到底能讓你增胖多少吧！

　　「消脂保肝」要點：將果糖攝入量保持在最低限度，盡量吃那些來自天然來源的水果，並且盡量避免果葡糖漿的攝入。

　　那我還是想喝飲料怎麼辦？別擔心，康妮將飲料做成「減醣或完全無醣的配方，而且比市面上手搖飲還甜蜜好喝好吃」的滿足方法，讓你依然能夠享受飲料與甜點，甚至還能減肥，敬請期待第三章的「康妮美食最減肥」吧！

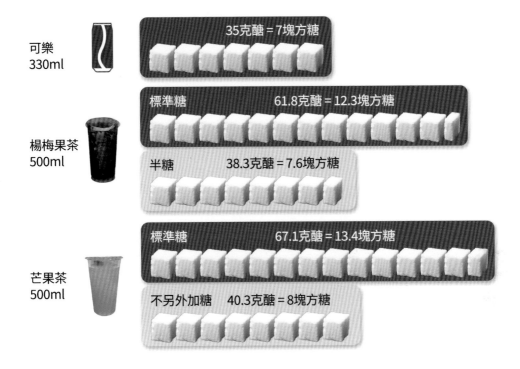

快試試吃水果的血糖變化吧！

試試吃水果吧！

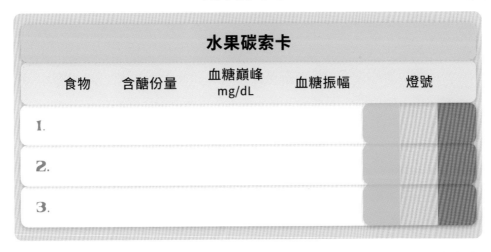

*注意：每餐食物測試後，需要回到基線才可以進行下一餐的測試。（餐前血糖基線＝起床後空腹血糖±10%）例如：起床後空腹血糖＝90mg/dl，第一餐測試血糖巔峰為180mg/dl，需要等血糖恢復到90mg/dl（±10%）才能繼續下一餐的測試。

看一看 4

別相信商家的文字遊戲：

原味≠無糖，不甜≠無糖，自然無添加≠無糖，

到底幾份醣看營養標示最清楚。

　　如第 123 頁上圖，即使標榜的是「無添加優格」也有 25.6g 含醣量哦！它的「自然無添加」指的是無添加色素香料，而非無添加糖。

　　再看一個例子，如第 123 頁下圖，這是我們一位糖尿病患以前每天早上都要喝的膳食營養液，一箱箱都是女兒送的孝心。但是把瓶子反過來一看，每一瓶都含 30g 醣！加上這位糖尿病長輩早上吃的吐司或麥片，難怪每天早上血糖都能衝破 400mg/dl 以上，實在是太驚人了！

　　後來這瓶營養液被改為當他發生低血糖時才飲用，以恢復正常血糖值的功用，而不是一般正常血糖情況下當正餐飲用。

用你的連續血糖機檢測，

你自己的反應才是健康最佳的證明。

・舉例：僅一小杯市售優格"無添加"就含 5.1 塊方糖

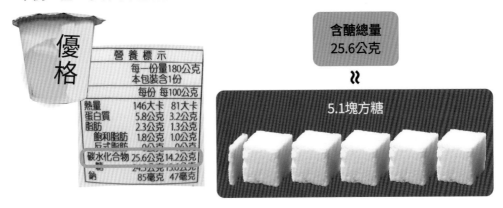

・舉例：僅一小瓶營養液含 5.2 塊方糖

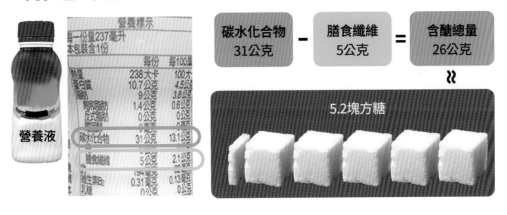

（對比一小瓶 330ml 的可樂含醣量為 35g=7 塊方糖）

看一看 5

常見減肥餐：

　　有些減肥減不下來的美女一直不明白為什麼「吃一口」零食也會胖，或者「正餐都不吃，換成一天只喝一杯奶茶和一塊蛋糕」量很少為什麼還是不能瘦？

　　肥胖真的不是因為食量的大小，而是胰島素和血糖一直沒有得到平穩。

　　你看第 125 頁上圖「偷吃一口」才 4 小片餅乾就含有 2 份醣 =6 塊方糖，還沒吃飽呢，血糖就已經飆到黃燈區。

　　而一杯奶茶更是超過 6 份醣 =18 塊方糖，已經遠遠超過減肥一天建議的醣含量了！如第 125 頁下圖，一杯奶茶血糖衝破兩百直達 220mg/dl！加上其中奶精或牛奶的油脂，維持高血糖下不來，到兩個小時都未能回到正常血糖範圍，怎麼可能不胖！

　　如第 126 頁上圖是常見「網紅減肥餐」也是長輩常吃的燕麥配低脂牛奶。我們必須再次強調說明：我們不是不能吃燕麥或類似的穀物類食物，而是一定要減量，否則這樣一份餐就已經包含 4 份醣 =12 塊方糖。光是一頓早餐就吃下這麼多醣，讓血糖瞬間飆升，短期不僅是「肥胖殺手」長期更會嚴重損害健康！

測試者	測試項目	醣類含量	血糖振幅	巔峰 155
高小姐	點心 - 餅乾	2份	+45mg/dL	

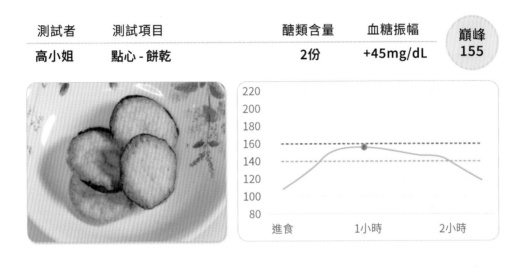

測試者	測試項目	醣類含量	血糖振幅	巔峰 220
高小姐	點心 - 奶茶	6份	+132mg/dL	

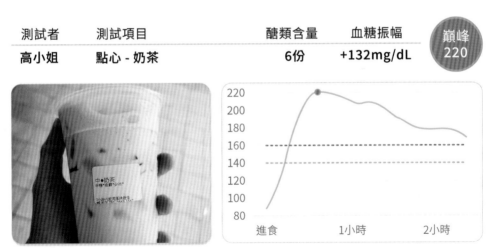

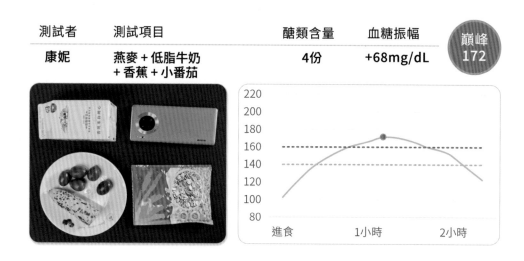

測試者	測試項目	醣類含量	血糖振幅	巔峰 172
康妮	燕麥＋低脂牛奶＋香蕉＋小番茄	4份	+68mg/dL	

　　想要減肥或健康，吃對食物，吃對方法絕對是非常重要的！快試試你的下午茶或「偷吃一口」的血糖值吧！或者，也試試你的燕麥粉五穀粉或穀物脆片吧！

試試你的下午茶或 "偷吃一口的" 血糖

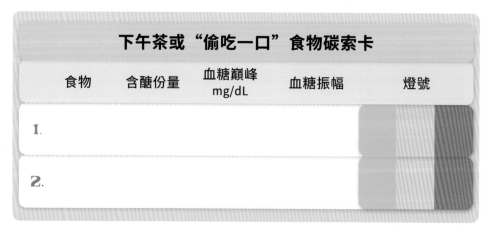

下午茶或 "偷吃一口" 食物碳索卡

食物	含醣份量	血糖巔峰 mg/dL	血糖振幅	燈號
1.				
2.				

*注意：每餐食物測試後，需要回到基線才可以進行下一餐的測試。（餐前血糖基線=起床後空腹血糖±10%）例如：起床空腹血糖=90mg/dl，第一餐測試血糖巔峰為180mg/dl，需要等血糖恢復到90mg/dl（±10%）才能繼續下一餐的測試。

⚠ 鄭重警告

　　一餐吃大量醣，震盪血糖可能不止一次！傷害不只一次！如下圖，這看上去很網美的健康餐就包含了一大份意大利面、兩個可頌麵包、和大量水果的醣。光光一餐大量醣就讓秋姐造成了 4 次血糖震盪！相當於秋姐體內承受了 4 次血糖震盪的「七傷拳」健康傷害！

　　胰臟在接受大量醣訊號時開始釋放胰島素，有時候分泌的胰島素不足以處理完這些血糖，就必須分泌第二波，第三波，非常辛苦！現在多虧有連續血糖機才能夠看到血糖呈現多次震盪的發生，這在以前是無法見識的。使用連續血糖機，我們就能更清楚的了解自己的身體狀態。原來一餐爆醣餐可以這麼傷身！

測試者	測試項目	醣類含量	血糖振幅	巔峰 207
秋姐	意麵+可頌麵包+水果	8份	+104mg/dL	

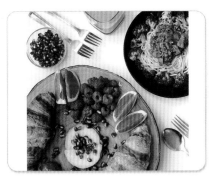

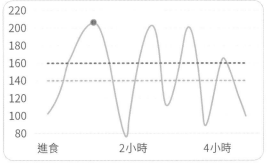

總結

　　含醣類食物主要的兩個評估指標：**種類與分量**，它們都能深深影響你的血糖波動。接下來你可以總結自己的食物測試做成一張主食排行榜。（含醣類食物大都是常見主食，所以我們稱之為「主食排行榜」）

　　如第 129 頁康妮的主食排行榜，從排名上可以看到，康妮的主食比較適合選擇麵食。

　　如第 129 頁王小姐的主食排行榜，王小姐是法國麵包控，做了血糖測試後才知道就連一小塊最愛的法國麵包都是她發胖元兇！在往後的日子裡，無法戒掉法國麵包的王小姐都會用我們接下來將講解的「降糖解方」來改善吃麵包的血糖波動。

　　如第 129 頁 A 姐的主食排行榜，A 姐每天早餐的白饅頭竟名列紅燈榜第一名，從此以後，白饅頭不再是 A 姐的早餐選擇。

　　快來找出你這輩子到底適合吃什麼樣的主食吧！

主食排行榜

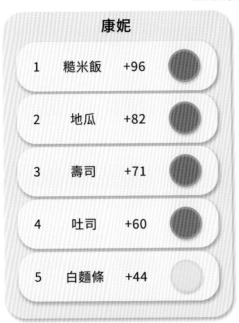

康妮

1	糙米飯	+96	
2	地瓜	+82	
3	壽司	+71	
4	吐司	+60	
5	白麵條	+44	

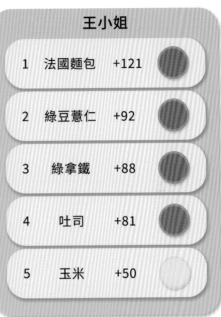

王小姐

1	法國麵包	+121	
2	綠豆薏仁	+92	
3	綠拿鐵	+88	
4	吐司	+81	
5	玉米	+50	

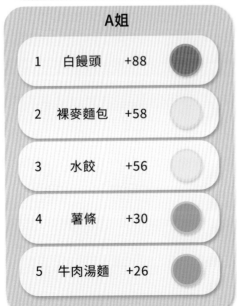

A姐

1	白饅頭	+88	
2	裸麥麵包	+58	
3	水餃	+56	
4	薯條	+30	
5	牛肉湯麵	+26	

你的主食排行榜

1	
2	
3	
4	
5	

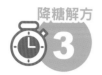「精準減肥」設計專屬於你的飲食方案

肥胖是因為營養不良（營養失衡），而不是營養過剩！

　　為什麼你明明吃飽，但還是想「再吃一口」？除了「嘴饞」，那是因為你的正餐雖然量大，但營養失衡。醣類太多造成血糖胰島素升高儲存為脂肪，而其他重要的營養素例如：蛋白質、油脂、維生素與礦物質等，根本沒有攝取到身體的每日需求量。這些必須的營養素維持著你重要的身體機能運轉。雖然你感覺自己已經吃很多很飽了，但身體卻一直處於「隱性飢餓」的狀態，迫使你還想吃點什麼的衝動。營養要吃夠，減肥才容易瘦！

　　在血糖測試中，可以看到飢餓的現象：

　　當你試著用以前刻意減少食物分量的方式進行減肥，「吃太多高醣類，而其他營養素不足」，血糖非常容易衝高，也會以非常快的速度向下墜落，而低血糖就是你平常「雖然吃過早餐，但午餐時間還沒到就很餓了」，「下午總想睡覺，想喝咖啡或想吃下午茶甜點」的原因。

　　而若是一餐裡吃對分量和吃夠營養素，血糖應該非常平穩，不會有過高的血糖，飽足感的續航力也會比較長久。身體若長期都能吃到

完全的營養，飽足感也會更快到來，食量自然就會減少，而不是刻意縮小食量。接下來就要手把手帶著你設計**專屬於你個人體質訂製的**「**精準減肥飲食方案**」！

人類重要的八大營養素：

含醣類食物、蛋白質、膳食纖維、油脂、

水、維生素、礦物質、植化素（抗氧化劑）

蔬菜中含有大量的膳食纖維、維生素與植化素抗氧化劑

礦物質存在於肉類、蔬菜和種子油脂中

所以我們為你分類成更簡單易懂的 5 大類：

1. 含醣類食物　2. 蛋白質　3. 蔬菜　4. 油脂　5. 水

1 含醣類食物該如何設計？

　　在上一個「主食測試」環節中，我們已經找出了「適合自己的含醣類食物種類與分量」。這就是你的含醣類食物設計指南。

什麼是含醣類食物？

　　可再複習一次第 101 頁的含醣類食物分類。

含醣類食物選擇

　　通過連續血糖機，確認血糖「綠燈」的含醣類食物。

含醣類食物分量

　　明確克數法：參考第 104 頁的計算方法，15g 含醣量 =1 份醣，

　　或直觀法：根據第 101、102、103 頁圖片中參考一份醣分量。

　　「黃燈」含醣類食物請減量後，再做血糖測試直到綠燈為止。

　　「紅燈」食物請盡量避免經常食用，避免空腹直接食用。

　　你也可以直接使用第 129 頁為自己製作好的主食排行榜。

減肥每日建議量

　　「一天不超過 4 份醣」，平均分配到你的餐次中，注意「一餐不超過 2 份醣」，請再根據連續血糖機的測試結果進行個人化的調整。直到「綠燈」安全過關為止。

常見問題 1

我們推薦的飲食是減醣飲食，而非生酮飲食。

生酮飲食是極度限制含醣類食物，迫使你燃燒大量脂肪，產生「酮體」提供身體作為燃料。雖然很多大體重的人短期嘗試生酮後減肥效果很明顯，但生酮飲食並不適合長期形成習慣。身材瘦且健康的人長期進行生酮飲食，總膽固醇和低密度膽固醇（壞膽固醇）都會大幅提升！因為製造酮體的過程中會產生 HMG-CoA 的分子，這剛好也是合成膽固醇的原料，從而生產出很多膽固醇。如第 134 頁上圖，這是瑞莎進行了 3 個月生酮實驗後的體檢報告。總膽固醇和低密度膽固醇都明顯超標。

另外，進行生酮時，你的肌肉也有可能會產生「選擇性胰島素阻抗」，即你的肌肉選擇脂肪為能量，拒絕葡萄糖供能，因為肌肉要把葡萄糖讓給一些完全依賴葡萄糖的細胞去存活。

目前長期生酮飲食仍存在許多盲點，有些人會出現甲狀腺亢進與荷爾蒙失調等相關問題。進行生酮飲食，請選擇專業人士輔導並定期追蹤檢查。

減肥與健康其實並不需要這麼辛苦，只需要按照營養均衡與血糖平穩的飲食方式就看得到良好的效果。例如第 134 頁下圖：減醣飲食讓更年期難以瘦身的林小姐 5 天內就能減去 1kg 的減肥成效。

姓名：吳佳樺（三個月的生酮實驗後提升心血管疾病風險）

```
=============================================================
ID  檢 驗 項 目 名 稱            判讀 檢驗結果    報告說明
=============================================================
    ====血脂肪/心血管檢查 - 血液====
18= Triglyceride;TG                    57         <150 mg/dL
    三酸甘油脂
```

19= Cholesterol;CHO   ↑   264   <200 mg/dL
    總膽固醇

20= HDL-C   57.7   >40 mg/dL
    高密度脂蛋白-膽固醇
    1. <40 mg/dL 為冠心病的高度風險因素
    2. >60 mg/dL 為冠心病的無風險因素

21= LDL-C   ↑   174   <130 mg/dL
    低密度脂蛋白

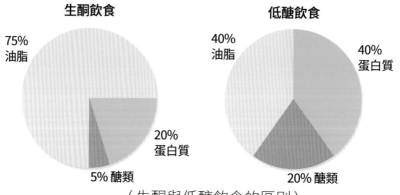

生酮飲食

75% 油脂
20% 蛋白質
5% 醣類

低醣飲食

40% 油脂
40% 蛋白質
20% 醣類

（生酮與低醣飲食的區別）

林小姐	7/19	7/24	5天成效
體重kg	61.3	60.3	-1
體脂率%	30.7	30.4	-0.3
內臟脂肪	6	5.5	-0.5

2 | 蛋白質該如何設計？

蛋白質為什麼重要？

你的身體除了水分以外，含量最高的元素就是蛋白質。

美女臉上 Q 嫩的**膠原蛋白**、

工作壓力大長期加班，後移的髮際線和容易**掉髮**的禿頂、

家長最在乎小孩子的**免疫力和長高**、

長輩最怕**肌少症**引起的骨折，

減肥人士最想提高躺著就能瘦的能力「**基礎代謝率**」，

減肥中避免「偷吃一口」非常重要的**飽足感**等等……

這些大家最在意的事情，最不可或缺的原料就是蛋白質。要減肥的你可以藉由攝取足夠的蛋白質提高肌肉量來增加基礎代謝率，即增加躺著就能瘦的能力，而且**更不容易復胖**。

那些吃不夠蛋白質的減肥法才會造成脫髮，蛋白質攝取不足還會造成：肌肉流失，基礎代謝率下降，免疫力降低，流失膠原蛋白彈性，頭髮指甲易脆裂變色，「隱形飢餓」等等嚴重健康影響。

什麼是蛋白質？

你所聽過的雞豬牛羊魚、海鮮等所有葷食肉類、素食中黑豆、黃豆、毛豆這 3 種豆及其製品都為蛋白質食物。

蛋白質食物的分量

　　明確克數法：含 7g 蛋白質 =1 份蛋白質。

　　直觀法：請舉起你的手，伸出「食指中指和無名指」3 根手指，將 3 只手指合併起來的「3 指幅」就是你一份的蛋白質的分量。

營養標示		
每一份量	25公克	
本包裝含	20份	
	每份	每100公克
熱量	101大卡	404大卡
蛋白質	7.0公克	28.0公克
脂肪	2.4公克	9.6公克
飽和脂肪	0.5公克	2公克

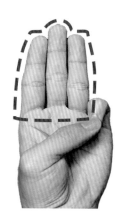

減肥每日建議量

　　為了維持肌肉量和基礎代謝率，不論健康或減肥期間建議維持至少每 1kg 體重補充 1 克蛋白質（≥ 1g/kg）；

　　超過 45 歲肌肉流失將更加明顯，蛋白質需要增量至 1.2g/kg；

　　若平時有中高強度運動量習慣者，蛋白質建議提升至 1.4 ～ 1.6g/kg。

　　你可以在下面的公式裡直接填入「你的體重數據」並選擇「符合你的條件」即可得出你一天需要吃幾份「3 指幅 / 份」的蛋白質了。

選擇你的參數
克/公斤

你的三根手指
= 1份

你的體重
公斤

×

極少運動 － 1
45歲以上 － 1.2
中運動量 － 1.4
強運動量 － 1.6

÷

蛋白質
7g
為一份

＝

你一日所
需的蛋白
質份量
(四捨五入)

例：王小姐60kg，40歲，上班族，極少運動

60kg × 1 ÷ 7 = 8~9 份蛋白質 ➡ x 8~9

　　算出蛋白質分量後，你一定會震驚於「減肥竟然需要吃這麼多蛋白質？！」是的，你沒看錯，蛋白質維持著你身體重要的機能運轉，這樣的分量保證你身體有足夠的營養，才不會「隱形飢餓」不會長胖更不容易復胖。所以跟著我們一起減肥的夥伴們常說：

　　「跟著你們減肥，現在吃的比以前吃的還要多還要好！但卻真的是越吃越瘦！」

　　「以前減肥什麼都不敢吃，吃什麼都罪惡，現在才知道原來減肥可以吃這麼多，原來減肥是享受而不是受苦！」

　　「這樣吃，不僅瘦下來而且越來越健康！」

　　真的沒錯，「**正確飲食**」恰恰是**美妙身材的養成與美食的解放，而不是痛苦的飲食限制與人性的折磨。**

　　康妮更是把減肥飲食與多年高級餐飲的廚藝完美結合，將每天的減肥餐做成媲美米其林而且是吃得很飽足的米其林般享受。如何多吃蛋白質？敬請期待第三章的「康妮美食最減肥」的部分吧！

　　蛋白質穩定血糖的效果：糖尿病患的早餐差一顆蛋，血糖就相差十萬八千里！

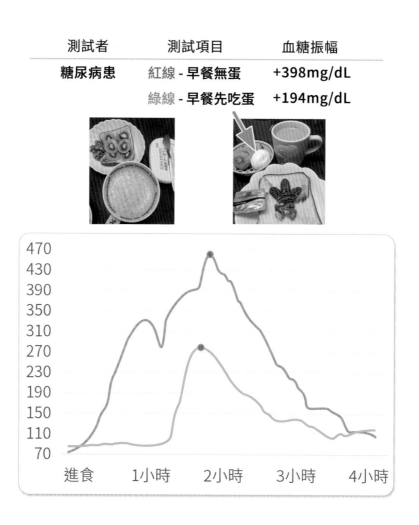

在減醣後再增加蛋白質的份量，看看你的血糖穩定了多少吧！

	減醣增加蛋白質碳索卡			
食物	含醣份量	血糖巔峰 mg/dL	血糖振幅	燈號
1. 你甚至也可以試試加蛋白質不減醣的後果				
2.				
3.				

*注意：每餐食物測試後，需要回到基線才可以進行下一餐的測試。（餐前血糖基線＝起床後空腹血糖±10%）例如：起床空腹血糖＝90mg/dl，第一餐測試血糖巔峰為180mg/dl，需要等血糖恢復到90mg/dl（±10%）才能繼續下一餐的測試。

⚠ 特別注意

加蛋白質不減醣的後果

蛋白質搭配低含醣量的飲食一起吃，並吃對飲食順序時，（建議量：一天最多 4 份醣，一餐不超過 2 份醣），有強力穩定血糖的效果。但先吃高含醣類食物又混合蛋白質一起吃時，反而有刺激血糖上升的效果哦！

　　如左圖，研究實驗證明：在空腹狀態下注射氨基酸模擬吃下蛋白質，結果是胰島素不會被激活（不會激活儲存脂肪），所以升糖素並不會被抑制（不會抑制燃燒脂肪）。

　　而如右圖，空腹狀態下注射葡萄糖（模擬吃下含醣食物），當進入高血糖狀態時再注入氨基酸（模擬吃下蛋白質），結果胰島素受到強烈刺激而大量分泌（儲存脂肪），並抑制升糖素，從而升糖素降低（抑制燃燒脂肪）。

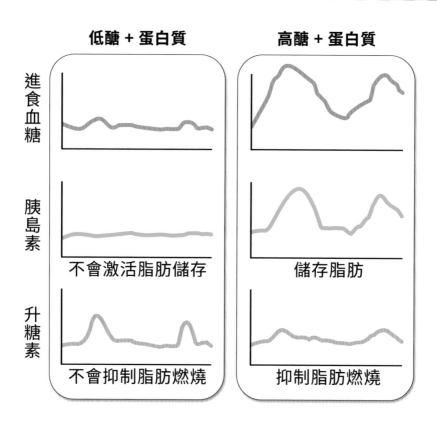

低醣 + 蛋白質　　　高醣 + 蛋白質

進食血糖

胰島素
不會激活脂肪儲存　　儲存脂肪

升糖素
不會抑制脂肪燃燒　　抑制脂肪燃燒

3 蔬菜該如何設計？

蔬菜為什麼重要？

你是否有**便祕或腹瀉**的困擾？

你是否也認為**腸道益生菌**非常重要？膳食纖維是你腸胃道益生菌最愛的養分。

隨著年齡上升，吸收力也會越來越低，你是否想**增加蛋白質的吸收**，促進肌肉生長提高躺著就能瘦的「基礎代謝率」並預防肌少症？

你是否想用**更天然的方式排毒**？

你是否也想**抗老化，延緩衰老**？

這些你想要的好結果都來自於蔬菜的「大恩大德」。

蔬菜中的膳食纖維像是一把「刷子」，能夠清理你的腸道並確保通暢。

蔬菜中的維生素和礦物質可以增加蛋白質的吸收。

蔬菜的多元顏色叫植化素，就是「抗氧化劑」，不僅能抗老化更能結合毒素將之排除體外，是天然有效的排毒方式，

什麼才是「真‧蔬菜」？

葉菜類、海帶、各種菇類、秋葵、黃瓜、木耳、十字花科的西藍花等都是被大家熟知的蔬菜。但是，大玉米、小番茄和下圖中這些山

藥、蓮藕等都是常被誤以為是「蔬菜」的含醣類食物，別輕易相信了
他們常被塑造成「健康」的形象，你都必須小心謹慎對待。用連續血
糖機驗證他們對你是否真的是血糖友好。

　　大玉米是含醣類食物，小玉米筍是蔬菜。

　　小番茄是含醣類食物，大番茄才是蔬菜。

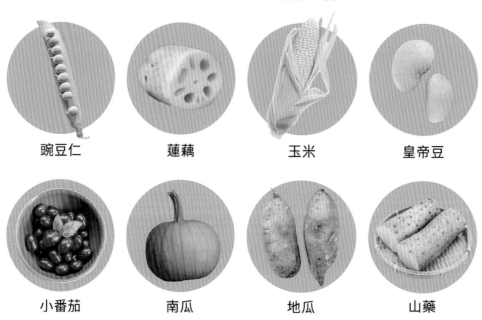

常被誤認是蔬菜的含醣食物

豌豆仁	蓮藕	玉米	皇帝豆
小番茄	南瓜	地瓜	山藥

蔬菜的分量（請看清楚生、熟）

精準克數法：100g 未煮的生菜 =1 份蔬菜，

直觀法：請伸出你的一顆拳頭，這就是你的一份煮熟後的菜的分量。

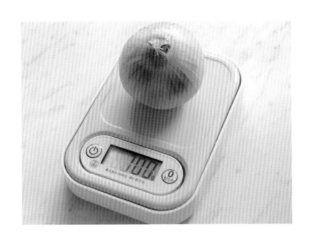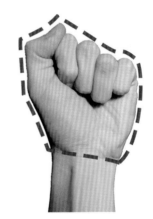

減肥每日建議量

你算出的每日所需吃的蛋白質分量 = 你每日蔬菜建議分量。在我們輔導減肥的案例中，蔬菜吃不夠時體脂體重是很難降下來的，因為蔬菜對減肥的幫助實在太大了，而且可以幫助蛋白質的消化、吸收、轉化以及合成。

你現在一定很傷腦筋，這麼多蔬菜到底如何吃完？平時就不愛吃蔬菜怎麼辦？別擔心，康妮幫你羅列了蔬菜清單以及如果你不愛吃蔬菜的代替清單！

　　康妮還會教你如何把蔬菜變成大師級美味好吃的各國料理，讓你愛吃蔬菜停不下來，敬請期待第三章的「康妮美食最減肥」吧！

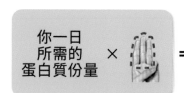 ＝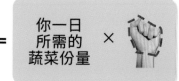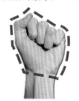

你一個拳頭大小的煮熟蔬菜 ＝ 1份

你一日所需的蛋白質份量 × = 你一日所需的蔬菜份量 ×

在減醣後再增加蔬菜的份量，看看你的血糖穩定了多少吧！

減醣增加蔬菜碳索卡				
食物	含醣份量	血糖巔峰 mg/dL	血糖振幅	燈號
1.				
2.				
3.				

*注意：每餐食物測試後，需要回到基線才可以進行下一餐的測試。（餐前血糖基線＝起床後空腹血糖±10%）例如：起床空腹血糖＝90mg/dl，第一餐測試血糖巔峰為180mg/dl，需要等血糖恢復到90mg/dl（±10%）才能繼續下一餐的測試。

特別注意

　　吃蔬菜後一定要多喝水和多吃油脂，才能讓膳食纖維充分發揮作用。油脂像潤滑劑，水是疏通劑，若吃大量蔬菜卻沒有喝足夠的水和吃足夠的油脂會容易造成便祕哦！

4 | 吃好油才能減肥，油脂該如何設計？

吃油一點都不可怕，多吃好油才能瘦更快，想要維持健康絕對不能缺油！

你身上 60 兆的細胞膜、60% 的腦部都是油脂組成的，**要預防認知退化，失智和憂鬱症千萬不能「低脂」。**

膽汁和內分泌荷爾蒙的重要原料也是油脂，**內分泌荷爾蒙要想調理好，優質油脂是必不可少的。**那些吃不夠油脂的減肥方法非常容易導致停經、內分泌紊亂、皮膚粗糙。

已經多吃蔬菜多喝水了，但為何還是**便祕**？你可以檢查自己是不是油脂吃少了，因為油脂也是腸道的強力「潤滑劑」。有些人每餐前喝一勺油脂可以明顯改善便祕。

你是否有在補充鈣和維生素 D，卻效果甚微？維生素 D 是脂溶性維生素需要油脂才能增加吸收效果。

想要知道最能強力穩定血糖，對你的胰島素最友好的食物是什麼嗎？

油脂是最強而有力穩定血糖的食物，飽和脂肪含量越高，穩定血糖的能力越強。而且將帶給你**超持久續航力的飽足感**。

「低脂」的時代已經過去了，低脂不僅不能夠減肥，更嚴重危害著你的健康；油脂是你的身體不可或缺的元素，歡迎你來到「享受好油脂的新時代」。

油脂對穩定血糖的重要好處

　　油脂可以延緩血糖上升的速度。標榜「低 GI」無油水煮雞胸肉的便當，我們已經測給你看過，血糖震盪效果非常驚人！但你只要試試看在餐前加一把堅果，如下圖中綠線，這就是油脂對穩定血糖的強力證明。

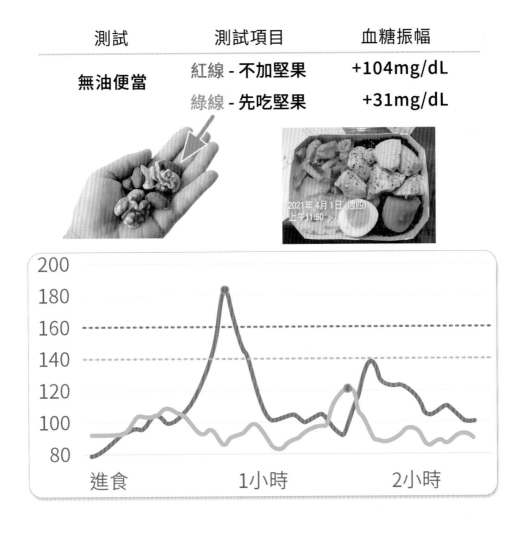

測試	測試項目	血糖振幅
無油便當	紅線 - 不加堅果	+104mg/dL
	綠線 - 先吃堅果	+31mg/dL

平時吃一份醣的吐司時，可以再大膽的抹上天然黃油，不僅更香，而且可以大幅度穩定你單吃吐司所造成的血糖衝擊。你一定會非常錯愕，這樣吃怎麼可能減肥！

是的，你沒看錯，這就是顛覆傳統的未來飲食法，只要含醣類食物吃對分量，這樣吃油才能瘦！如果你還是半信半疑，建議你用連續血糖機自己測試看看油脂對於血糖的穩定效果吧！

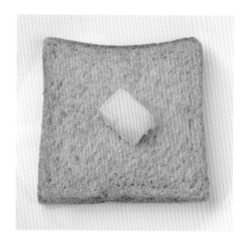

減醣後再增加油脂的份量，看看你的血糖穩定了多少吧！

減醣並增加油脂碳索卡 - 無油 VS 有油				
食物	含醣份量	血糖巔峰 mg/dL	血糖振幅	燈號
1.				
2.				
3.				

*注意：每餐食物測試後，需要回到基線才可以進行下一餐的測試。（餐前血糖基線=起床後空腹血糖±10%）例如：起床空腹血糖=90mg/dl，第一餐測試血糖巔峰為180mg/dl，需要等血糖恢復到90mg/dl（±10%）才能繼續下一餐的測試。

油脂的分量

精準克數法：5g 油脂 =1 份油脂，

或直觀法：請伸出你的大拇指，你這就是一份油脂的分量。或者外食最常用的 1/3 個湯匙，也可以作為一份油脂的分量。

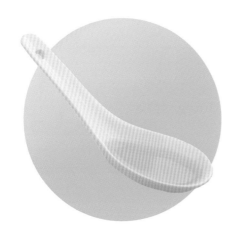
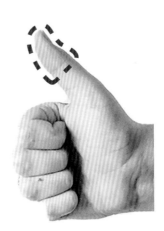

油脂每日建議量

油脂的分量跟著蔬菜走，你的每日所需蔬菜分量 = 每日油脂建議分量，因為油脂可以幫助蔬菜中的維生素和礦物質吸收，以及幫助蔬菜一起疏通腸道。平時炒菜時，每份炒菜都可以算作有一份油脂，而自己燙青菜後記得要先淋上好油再食用哦！

康妮將在「美食最減肥」章節中為你繼續詳細講解：

容易讓你發炎且不好代謝的壞油有哪些？抗發炎甚至還能代謝壞油的**好油**是什麼？好油壞油比例是多少才能保證健康？每日至少要攝取 **2 份 Omega3 好油**是什麼意思？盡請期待！

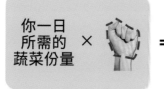

・其中2份為Omega3好油

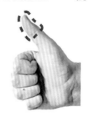

你一個大拇指的油脂量 = 1份

⚠ 特別注意

加油不減醣的後果

　　我們在前言提過血糖震盪的七傷拳，其中「第二傷」為傷血管：過多的葡萄糖腐蝕損傷血管內皮，補救血管的主要原料為膽固醇，而生成膽固醇的主要原料就是油脂。所以「加油不減醣」就等於增加血管的傷害又增加膽固醇。

　　膽固醇很重要，因為膽固醇也是荷爾蒙的原料，但過多的膽固醇並不好，這會增加心血管疾病風險導致血管粥狀硬化以及高血壓等問題。所以一定要遵守減醣後再加油脂的原則哦！

　　正確減醣並加油後，康妮的體檢報告改善：三酸甘油脂下降，好膽固醇上升，低密度膽固醇下降。

5 水該如何設計？

水為什麼重要？

你是否想要提高脂肪的新陳代謝並排毒？水可以幫你實現減脂，排出毒素及廢物，脂肪越高的人需要越多水分。

你是否吃了很多蔬菜卻還是便祕？蔬菜像是清理腸道的刷子，而充足的水才能潤滑腸道，幫助廢物沖刷出去。

水喝不夠，血液會變濃，血壓就會上升，而且也會導致血糖值升高，喝夠水才能維持血壓以及血糖的平衡。

水的選擇

水就是水，不是茶也不是咖啡。

咖啡和茶都是脫水飲料，喝一杯茶或咖啡等於脫水 1.5 杯，反而需要喝更多的水以維持血液的稀釋度。若有習慣喝茶或咖啡，每喝 1 杯脫水飲料就需要多喝 1.5 杯的水。

5大脫水飲料

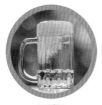
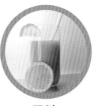
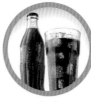
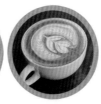
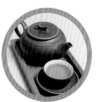

| 酒類 | 果汁 | 汽水 | 咖啡 | 茶類 |

水的每日建議量

你的體重 x30cc 是一天至少的水量，如果天氣熱或增加運動流汗則需要至少 x40cc 的水量。最簡單判斷水喝夠的方式就是看尿液的顏色，如果你的尿液呈現很淺的淡黃色說明喝水足夠，如果是黃色則水分不足。

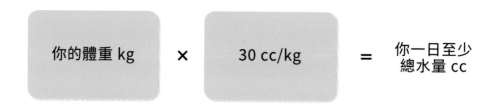

你的體重 kg　×　30 cc/kg　=　你一日至少總水量 cc

每日的總水量盡量平均在一天內慢慢飲用完，避免一次補充大量水分哦！

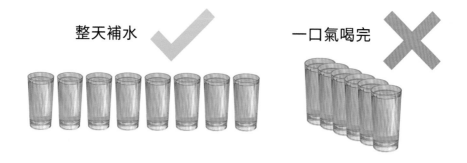

整天補水 ✔　　一口氣喝完 ✘

餐中喝水會不會影響血糖？這也是因人而異。經過我們的測試，有些人吃麵包喝水可以比不喝水血糖高出 60mg/dl 的震盪差別，而有些人則不會有太大差距。

　　咖啡對血糖的影響也因人而異。 劉大哥是一位糖尿病患者，早上喝一杯黑咖啡血糖可以衝破 220mg/dl，因為咖啡會刺激這位患者的腎上腺素，造成血糖上升。

　　而馮先生每天早上都有喝黑咖啡才能開始上班的習慣，每天早上一杯黑咖啡，血糖毫無波瀾。就像有人喝了咖啡不好睡覺；但有人晚上聊天喝咖啡後依然不會影響睡眠。快試試你餐中是否適合喝飲料或早餐適不適合喝咖啡吧！

試試餐中適不適合多喝水或湯或飲料吧！

水 / 湯 / 飲料 碳索卡				
食物	含醣份量	血糖巔峰 mg/dL	血糖振幅	燈號
1.				
2.				
3.				

*注意： 每餐食物測試後，需要回到基線才可以進行下一餐的測試。（餐前血糖基線=起床後空腹血糖±10%）例如：起床空腹血糖=90mg/dl，第一餐測試血糖巔峰為180mg/dl，需要等血糖恢復到90mg/dl（±10%）才能繼續下一餐的測試。

接下來，你將開始定制專屬於你的「精準減肥」飲食方案：請根據表格中綠色字提示完成白色區域填寫

	水	蛋白質
適合你的食物種類	脫水飲料需再補1.5杯水	你可以接受多吃的蛋白質
你的每日建議分量	體重×30~40cc 或檢查尿液 呈淡黃色	＿＿份
飲食順序	整天補水 ✔	
最佳代謝時間		
每日餐數+ 每餐分量安排	例如: 每日2餐 選擇吃早餐與午餐	早餐: 蛋白質2份 午餐: 蛋白質4份
斷食時間安排		

飲

食

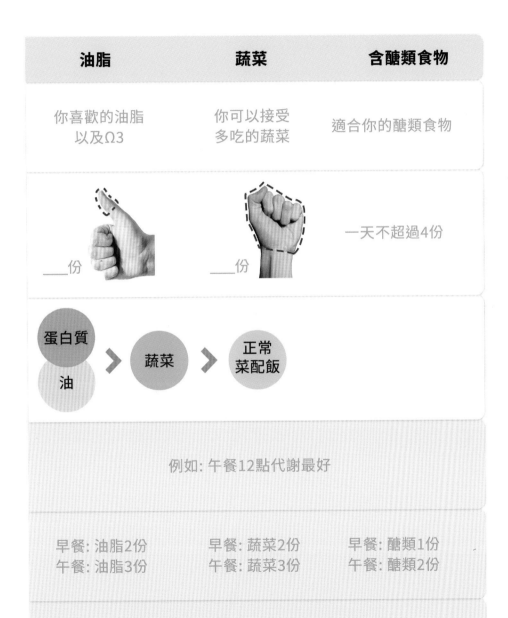

油脂	蔬菜	含醣類食物
你喜歡的油脂 以及Ω3	你可以接受 多吃的蔬菜	適合你的醣類食物
＿份	＿份	一天不超過4份

蛋白質／油 ＞ 蔬菜 ＞ 正常菜配飯

例如：午餐12點代謝最好

早餐：油脂2份 午餐：油脂3份	早餐：蔬菜2份 午餐：蔬菜3份	早餐：醣類1份 午餐：醣類2份

例如：8:00早餐~16:00前結束進食，
進食時間共8個小時，斷食16小時

　　如果你覺得計算分量太複雜了，那更簡單的方式就是初期試著用盤子吃飯，只需要學會看餐盤比例即可：

　　如左圖，這是你以前的餐盤比例：飯占一半比例，菜肉配著吃。對比右圖，這是你現在調整飲食之後的餐盤比例：菜肉 1：1，主食碳水含醣類食物不到 1/4。

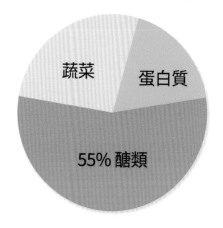

官方建議飲食餐盤比例

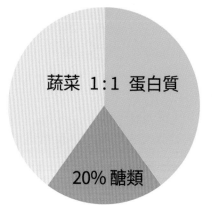

低醣飲食餐盤比例

所以根據飲食方案設計，

能讓你減肥並保持健康的一餐應該是這樣的：

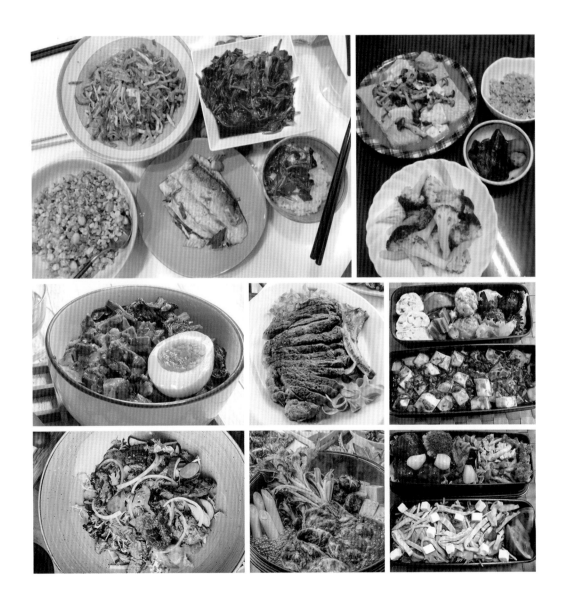

　　一個無油水煮雞胸肉便當可以飆到 178mg/dl，食物的味道很普通又吃不飽，甚至吃完還會犯睏；而這些讓血糖平穩的豐盛饗宴一整餐吃下來不僅吃得滿足又好吃，還能長期保持身材與健康，有沒有感覺很幸福！

　　還是不相信減肥也能吃這麼豐盛這麼好嗎？那就試試你私人訂製的飲食方案。使用連續血糖機測試這樣均衡的一餐對你血糖的改善吧！

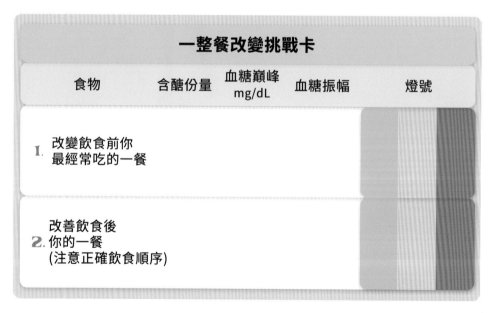

一整餐改變挑戰卡

食物	含醣份量	血糖巔峰 mg/dL	血糖振幅	燈號
1. 改變飲食前你最經常吃的一餐				
2. 改善飲食後你的一餐（注意正確飲食順序）				

*注意：每餐食物測試後，需要回到基線才可以進行下一餐的測試。（餐前血糖基線=起床後空腹血糖±10%）例如：起床空腹血糖=90mg/dl，第一餐測試血糖巔峰為180mg/dl，需要等血糖恢復到90mg/dl（±10%）才能繼續下一餐的測試。

一整天的血糖改善效果應該是這樣的：

測試項目

紅線 - 所謂 "健康餐" 的一天

綠線 - 真正可以讓你減肥的一天

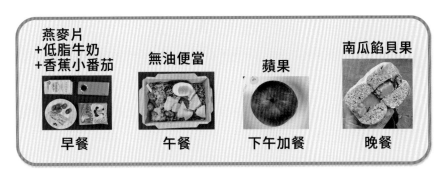

燕麥片 +低脂牛奶 +香蕉小番茄	無油便當	蘋果	南瓜餡貝果
早餐	午餐	下午加餐	晚餐

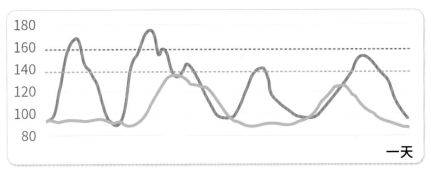

一天

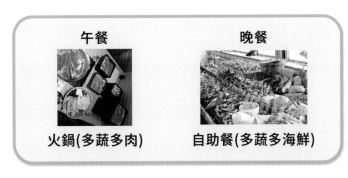

午餐	晚餐
火鍋(多蔬多肉)	自助餐(多蔬多海鮮)

　　上一頁圖中，紅線是減肥常見「網紅健康餐」的一天飲食：早餐吃麥片＋低脂牛奶，水果香蕉＋小番茄，不到中午已顫抖、畏寒、飢餓，午餐吃個無油雞胸肉便當，下午又餓了不敢吃飯就吃個蘋果交差，晚餐吃個「養生南瓜餡貝果」，結果不僅半夜飢腸轆轆，血糖和胰島素依然隨著四餐飆起，奮力為你儲存脂肪。

　　而綠線是按照個人設計的飲食比例和飲食順序吃飯，即使大魚大肉血糖也能穩如泰山，脂肪不會亂長。

　　改善飲食後的一整天有沒有覺得飽足感時間更長了？甚至不容易午餐前低血糖、下午犯睏或想「偷吃一口」零食或水果了呢？測測你的血糖改善吧！你的身體自然會傳達給你感覺變好的訊號，讓你有更好的精神與活力。

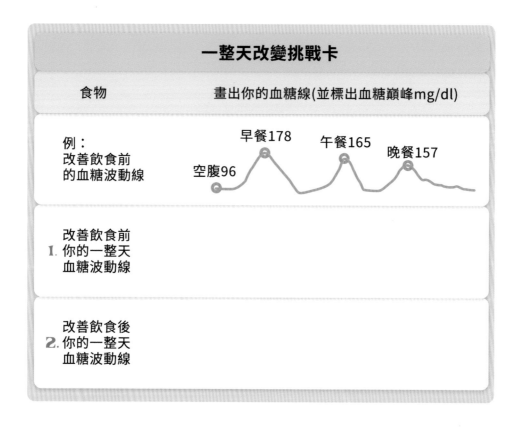

減肥早餐建議：

經過一整晚長時間的空腹以後，你的身體會渴望豐富的原料，第一餐的選擇就變得非常重要，不能因為上班趕時間而隨便充數哦！

早餐建議包含：蛋白質、蔬菜和油脂，早餐盡量避免精緻的含醣類食物。

用豐富營養的一餐開啟你一整天的高效代謝運轉吧！別剛起床就吃包子、饅頭、飯糰、蛋餅或麥片。一大早就讓血糖橫衝直撞的開始亂竄，你會在不知不覺中變得更肥、老的更快哦！

你減肥的早餐可以是這樣的：

（完整的早餐教學將在第三章康妮美食最減肥詳解）

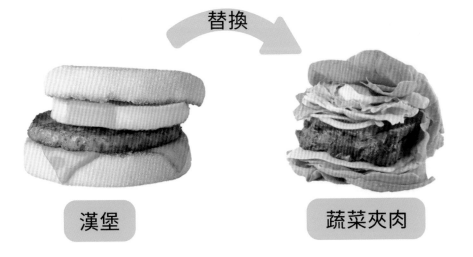

替換

漢堡　　　　蔬菜夾肉

替換

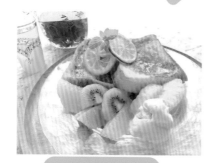

水果點心

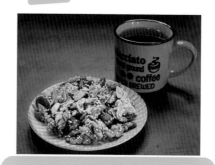

烤堅果/格蘭諾拉麥片

替換

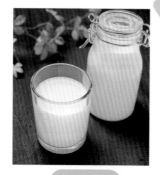

牛奶

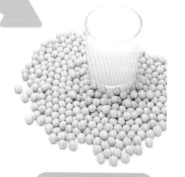

無糖豆漿

你是不是還震驚於減肥竟然可以吃這麼多？是的沒錯，盡情期待你的體重體脂與腰圍在享受美食的同時還能變輕變小吧！跟對我們用正確的減肥方式，讓你減肥的日子也能擁有滿滿的幸福感！

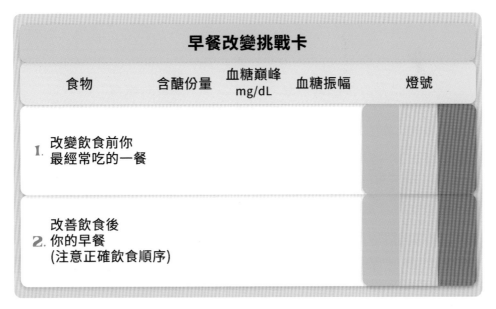

	食物	含醣份量	血糖巔峰 mg/dL	血糖振幅	燈號
1.	改變飲食前你最經常吃的一餐				
2.	改善飲食後你的早餐（注意正確飲食順序）				

早餐改變挑戰卡

*注意：每餐食物測試後，需要回到基線才可以進行下一餐的測試。（餐前血糖基線=起床後空腹血糖±10%）例如：起床空腹血糖=90mg/dl，第一餐測試血糖巔峰為180mg/dl，需要等血糖恢復到90mg/dl（±10%）才能繼續下一餐的測試。

外食族到底該怎麼選？！
聚餐、交際應酬怎麼辦？
別急，我們一個個來破解！

　　超商的食物都有營養標籤，可以讓你非常快速的了解到底含醣多少，以及是否含有其他你需要的營養元素。

　　這裡列舉一些搭配供你參考使用：（↓蔬菜的選擇）

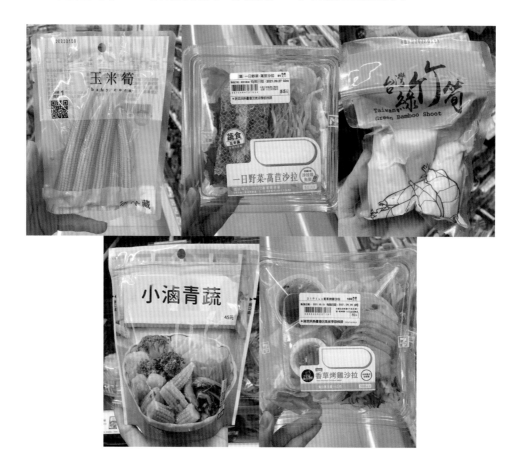

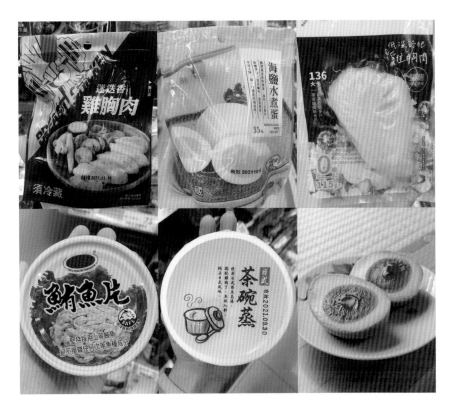

蛋白質的選擇

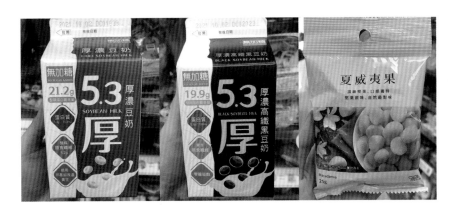

飲料與油脂的選擇

使用你自己定制好的飲食比例，並按照比例置換成自己喜歡的食品，來看看血糖是否能夠平衡吧！

超商挑戰卡

食物	含醣份量	血糖巔峰 mg/dL	血糖振幅	燈號
1.				
2.				
3.				

*注意：每餐食物測試後，需要回到基線才可以進行下一餐的測試。（餐前血糖基線=起床後空腹血糖±10%）例如：起床空腹血糖=90mg/dl，第一餐測試血糖巔峰為180mg/dl，需要等血糖恢復到90mg/dl（±10%）才能繼續下一餐的測試。

二、餐館的選擇，火鍋與自助餐篇

大多數餐館的菜色含醣量都很大，例如：

咖喱飯中，飯和咖喱醬裡的馬鈴薯都是醣，肉只有三四塊，並且沒有足夠的蔬菜。

日式拉麵，面條可以無限量添加，但是可憐的燒肉只有薄薄兩片，湯裡飄著 2 片菜葉。

而火鍋和自助餐是比較推薦的選擇：可以避免大量含醣類食物，並且可選擇更多天然的肉類與蔬菜。

　　在選擇上要特別注意避免加工食品，多選擇原型食物，原型食物的意思是你一看就知道這個食物是什麼做的。因為食物多一次加工就多一倍血糖震盪的能力，多加工一次就少一些營養，你可以把加工食物當做含醣類食物計算，並用連續血糖機測試加工食物對你的血糖影響。

　　這是黃先生在家吃自己做的牛肉麵和外食牛肉面的血糖比較，外食為了更好吃一定要多放糖，而且添加劑相對也更多（添加劑對血糖波動有極大影響）。

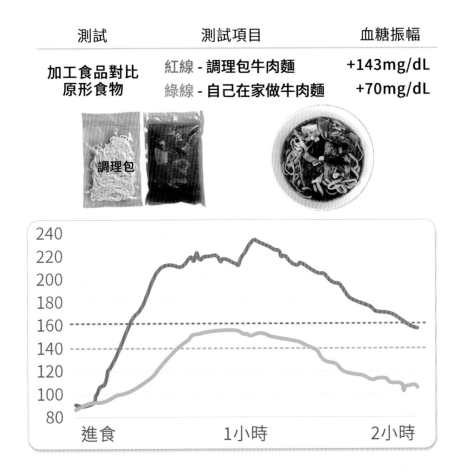

測試	測試項目	血糖振幅
加工食品對比原形食物	紅線 - 調理包牛肉麵	+143mg/dL
	綠線 - 自己在家做牛肉麵	+70mg/dL

火鍋可以這樣吃：

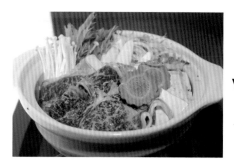 VS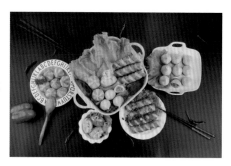

如左圖，這樣的火鍋是很棒的，都是原型食物。相比右圖，這樣的加工火鍋料太多，請盡量避免。

來試試吃火鍋減肥的效果吧！

	火鍋挑戰卡			
食物	是否符合你的飲食方案設計？	血糖巔峰 mg/dL	血糖振幅	燈號
1.				
2.				
3.				

*注意：每餐食物測試後，需要回到基線才可以進行下一餐的測試。（餐前血糖基線=起床後空腹血糖±10%）例如：起床空腹血糖=90mg/dl，第一餐測試血糖巔峰為180mg/dl，需要等血糖恢復到90mg/dl（±10%）才能繼續下一餐的測試。

自助餐可以這樣拿：

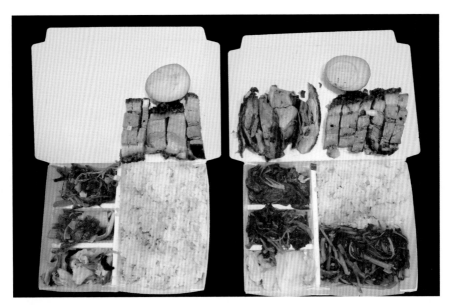

左圖為原本便當；右圖為減醣便當：減一半的飯，加一倍肉，加一倍菜

便當可以這樣買：

優選方案 1：「老闆，我不要飯，把飯全部換成蔬菜」。

備選方案 2：如果老闆說不能換，那這一餐就吃適合你的含醣量食物分量，不要多吃，並把多餘的飯或餅等含醣食物取出來，放冰箱裡下一餐吃。

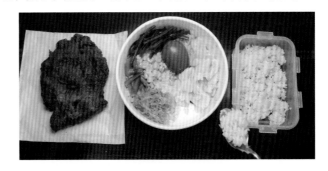

來試試正確吃便當的減肥效果吧！

自助餐挑戰卡

食物	是否符合你的 飲食方案設計？	血糖巔峰 mg/dL	血糖振幅	燈號
1.				
2.				
3.				

*注意：每餐食物測試後，需要回到基線才可以進行下一餐的測試。（餐前血糖基線=起床後空腹血糖±10%）例如：起床空腹血糖=90mg/dl，第一餐測試血糖巔峰為180mg/dl，需要等血糖恢復到90mg/dl（±10%）才能繼續下一餐的測試。

聚會、應酬怎麼辦？

如果你吃的是這樣的低醣大餐：

除了飯麵和精緻含醣類食物不吃或僅吃兩小口外，其他蔬菜、大魚大肉盡量吃！

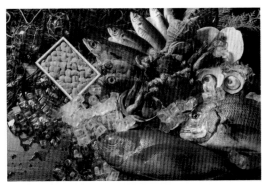 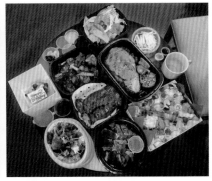

海鮮大餐　　　　　　　　　　　滿漢全席

但如果你吃的是這樣的高醣大餐：

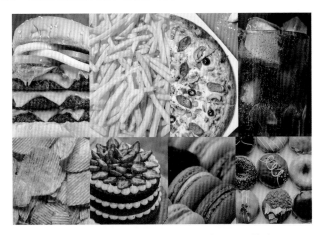

Pizza、可樂、薯條、漢堡，超罪惡甜點

解決方法如下：

步驟一：先吃大量膳食纖維來做血糖平衡。

方法 1：含糖飲料不喝，打一大桶高纖維蔬菜汁爽快喝。

方法 2：自備藍藻，先吃夠 1 份膳食纖維的藍藻再開動。

　（或者也可以用第三章康妮美食最減肥中的方式補充足夠的膳食纖維）

　步驟二：用餐時，多選擇蛋白質。含醣類食物適量，或像康妮買一份甜點切成 3 ～ 6 小塊，與家人分享，這樣每天餐後都可以享用一口。

　步驟三：餐後記得多走路。聚會時多走動，餐後多散步或健身運動，能有效平穩血糖。（運動對血糖的影響在第二章裡會具體介紹）

　步驟四：減少當天用餐次數，或延長餐後斷食的時間，不僅能夠增加燃脂時間，並且可以給胰島素更多的時間修復。例如：龍哥中午享受了一餐吃到飽肥牛火鍋，大餐後會直接斷食 16 個小時以上，中間只喝水，一直等到隔天才吃早餐，他不僅不會感到飢餓，體重降了 0.5KG 體脂還可以下降 0.4%。（斷食對血糖的影響在接下來的章節中具體介紹）

　不用擔心外食、應酬和聚餐很難維持身材，其實只要吃對食物、吃對分量、吃對順序、吃對時間，根本就不用怕吃胖哦！

不再生成脂肪的關鍵技巧二：
你到底是哪個時區的人呢？適合幾點吃飯？

坊間都説：早餐吃的飽，午餐吃的好，晚上吃的少，真的適用於每個人嗎？

早餐吃的飽　　　>　　　午餐吃的好　　　>　　　晚餐吃的少

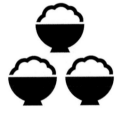 

含醣類食物一定要在白天多吃，晚餐少吃嗎？

答案是：每個人都不一樣！每個人的生理時鐘不同，適合的代謝時間也不同。血糖也會根據每個人的遺傳基因、生活習慣、甚至腸道菌叢的變化而在每個時間段有不同表現。

找出屬於你的最佳飲食代謝時間吧！看看你的飲食時間是「哪個時區的人」吧！

降糖解方 **④** 吃對代謝時間，減肥事半功倍

這是郭先生在不同的時間吃相同的餐點所產生的不同血糖效果：

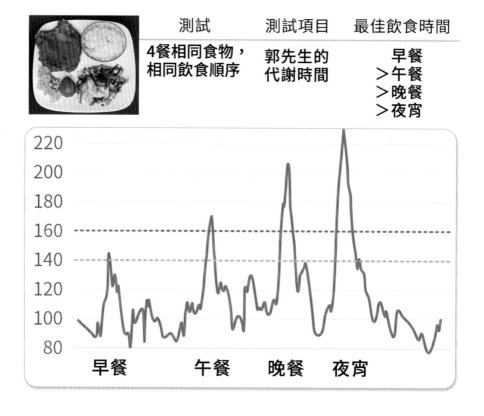

	測試	測試項目	最佳飲食時間
	4餐相同食物，相同飲食順序	郭先生的代謝時間	早餐 ＞午餐 ＞晚餐 ＞夜宵

這是郭先生最常吃的排骨便當，這四餐的時間點也是郭先生最常吃飯的時間點。很明顯，對郭先生來說，早餐是最適合多吃一點的飲食時間，而夜宵是盡量不要進食的飲食時間。郭先生一直都有忙碌工

作回家後夜宵吃零食放鬆的習慣，他總説帶著飽足感入睡是一件很幸福的事情，自從做了代謝測試知道自己晚上代謝最不好後，他從此以後不敢吃夜宵，零食也放到上午去吃，瘦下來的速度也變快了。

　　再看看，瑞莎在 5 個不同常吃的時間點，吃自己最愛的同樣大小的吐司，反應也完全不一樣。瑞莎白天吃吐司的血糖可以衝到快200mg/dl，但同樣一片吐司在晚餐時間吃，血糖可以紋絲不動。瑞莎是吐司愛好者，卻又想維持好身材，通過代謝測試後，從此就可以放心在晚上吃吐司當主食了！

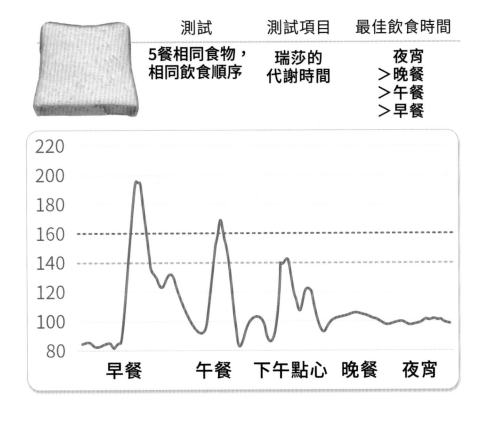

	測試	測試項目	最佳飲食時間
	5餐相同食物，相同飲食順序	瑞莎的代謝時間	夜宵＞晚餐＞午餐＞早餐

　　當你找到你最佳的代謝時間，你可以將喜歡的含醣類食物分配在適合你的最佳代謝時間去吃，影響血糖幅度會比較友善。運用連續血糖機聰明減肥，讓減肥事半功倍！郭先生感慨：「在適合你最佳的代謝時間，可以多吃一點最愛的食物，減肥也能很幸福！」

　　不過檢測代謝時間的這天會比較辛苦，你必須保持三餐吃的食物與順序一致，並且餐前餐後盡量避免走動或運動，才能讓測試結果更加準確。如果你是早鳥族，那就試試：早餐、午餐、晚餐。如果你是下午茶貴婦族，那就試試：早午餐，下午茶。如果你是夜貓族，那就試試：午餐，晚餐，夜宵。選擇 3 個你最常吃飯的時間比比看吧！

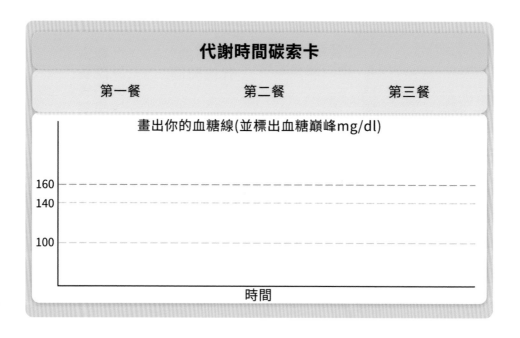

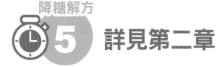

詳見第二章

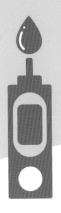

Step3.
開啟有效燃脂模式

如何開啟有效燃脂模式？你需要靈活的代謝能力：

**紅色線為糖尿病患者運用 "血糖" 供能更多，
綠色線為健康人 "脂肪" 供能更多。**

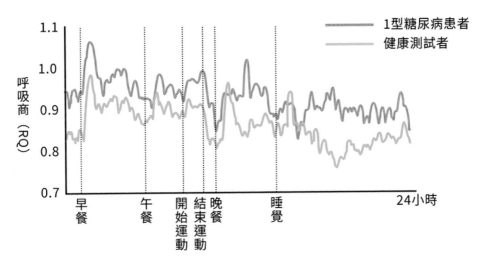

（RQ）呼吸商動力學

紅線代表1型糖尿病患者，綠線代表健康測試者的個體反應。
健康測試者的代謝靈活性明顯優於1型糖尿病患者。

如果代謝僅由脂肪組成，呼吸商約為0.7；同理，蛋白質約為0.8，碳水化合物約為1.0。
然而大多時候，能量消耗由脂肪和碳水化合物組成，混合飲食的呼吸商近乎為0.8。
可能影響呼吸商的其他一些因素：能量平衡、循環胰島素和胰島素敏感性。

為了維持生命的運轉，你有兩種燃燒能量的原料：一是葡萄糖（血糖），二是脂肪。代謝靈活性可以把它簡化比喻成「開關」，憑藉這個「開關」你的身體可以像超級汽車一樣隨意切換或混合使用汽油（葡萄糖）與電力（脂肪）來供給你身體所需的能量燃料。而你這個「開關」越靈活，燃脂的效能就越好。

在你以往的「高含醣類食物飲食」習慣下，你的燃料來源已經長期習慣於「葡萄糖」，很難可以燃燒到脂肪。如左圖為代謝開關不靈活的運動員，大多數使用葡萄糖供能而非脂肪供能。

而當你真正執行減醣並活用後，接下來將教會你 2 大「燃脂引擎」方法，即可訓練並提高你的「開關」靈活度，即代謝靈活度提升，幫助你燃燒更多脂肪。如右圖為代謝開關靈活的運動員不僅能啟動葡萄糖供能還能啟動燃脂供能。

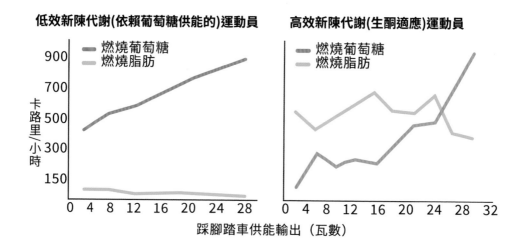

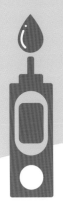

加速「燃脂引擎」2大方法

1 自然燃脂法：到底幾點鐘吃才能瘦？斷食法

對於大多數「開關還未靈活」的人來說，斷食法可以迫使你的身體練習：隨著時間推移，在可用的葡萄糖燃燒殆盡後，可以轉化成燃燒脂肪以獲取能量。

如右圖，從葡萄糖切換至脂肪供能這過程大約從斷食後的第 12 ～ 16 小時後開始，一般建議斷食至少 16 小時以上。圖為葡萄糖在 12 ～ 16 小時的斷食間逐漸消耗殆盡，轉換燃燒脂肪來成為主要能量來源。

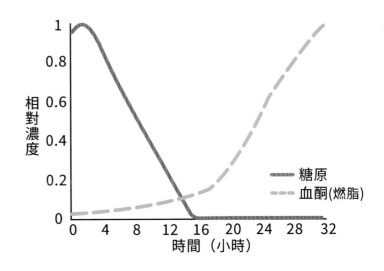

再看一張圖：

a. 為一日三餐的典型飲食模式，燃脂模式基本難以開啟。（上一條線為葡萄糖供能，下一條為脂肪供能）

b. 在這個例子中，進行 6 小時進食，18 小時斷食。燃脂轉換「開關」在第 12 小時候開啟，並維持 4 ～ 6 小時燃脂。

c. 斷食 24 小時後，第二天依然是典型的三餐模式。可以很明顯的對比出，斷食一整天都在燃燒脂肪，而恢復三餐後，主要以葡萄糖供能。

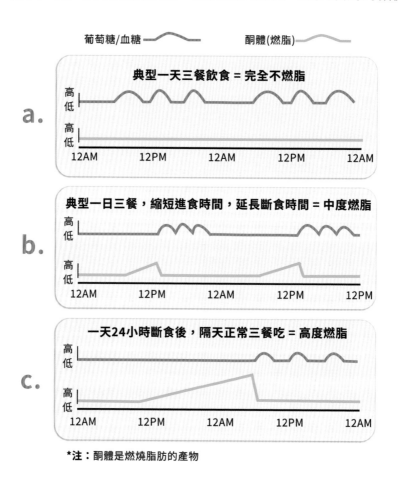

*注：酮體是燃燒脂肪的產物

常有人問：斷食很可怕嗎？**斷食和禁食不一樣！**

禁食是刻意減少食量盡量少吃或不吃，非常容易營養不足，導致你的身體以為又回到舊石器時代的「饑荒」狀態。你已經在先前的章節中了解過，當你的身體認為你「饑荒」時，將開啟「節能模式」降低代謝消耗，非常容易使你在減肥過程中卡關停止減重。禁食中體重下降流失的不是脂肪，卻是珍貴的肌肉、水分和基礎代謝率，所以只要回歸正常飲食，你身體就會首先把能量存成脂肪「以備不時之需」，導致極快反彈復胖；而**斷食則是完全不一樣的概念，斷食是在你營養吃夠吃足的情況下才停止進食**，例如 **168 斷食**，是請你在 8 小時之內，吃完你這一天需要吃下的營養後，其餘的 16 小時只能喝水，不要再吃其他食物。一般人只要經過幾次練習後，不會有強烈的飢餓感又能增加燃燒脂肪的效果。

早餐其實就是打斷你一整晚斷食後的第一餐。早餐的英文是 Break-fast，Break 就是打斷的意思，Fast 就是斷食的意思。現在你可以選擇將早餐取消從而拉長空腹時間，保留午餐和晚餐照常，或取消晚餐，將食物集中在白天進食才有更多的能量工作。

16 小時斷食適合每天規律進行，大於 16 小時至 24 小時的斷食可以 1 ～ 2 周進行一次。

24 小時斷食的燃脂成效尤其顯著，但飢餓感比較明顯適合老手操作。

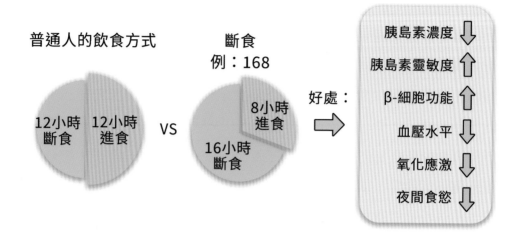

設計屬於你的斷食時間吧！

　　開啟燃脂的時間為 12 ～ 16 小時，如果你覺得太難執行或不太習慣，你可以從 10 ～ 12 小時循序漸進的練習再逐步增加斷食時間。如果你想更進階一些，可以加長斷食時間，例如：18 小時斷食、20 小時斷食，或 24 小時斷食。辛苦當然會有更高的回報，燃脂效果會明顯增加。

每日飲食時間-斷食方案

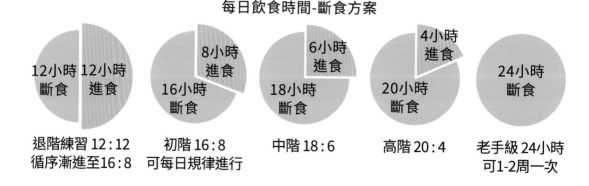

　　你是不是在之前已經找到了自己的最佳代謝時間？哪個時間對你來說最適合吃大餐呢？搭配你的代謝時間設計你的斷食時間吧！

　　例如：

　　168 斷食，16 小時為斷食時間，其他 8 小時為進食時間，你可以將自己最佳的代謝時間作為進食時間。康妮的最佳代謝時間為中午，所以將進食時間設為每天 11 點～ 19 點，晚餐後到第二天中午前的 16 個小時為斷食。

　　186 斷食，18 小時為斷食時間，其他 6 小時為進食時間。

　　204 斷食，20 小時為斷食時間，其他 4 小時為進食時間，以此類推。

　　康妮有每天 16 小時斷食的習慣，斷食對康妮來說：「這是我輕鬆維持身材的辦法！」

　　康妮也做 24 小時全日斷食，血糖都非常平穩，而且一天可以掉 3% 的體脂率！減少 1.3 公斤體重！

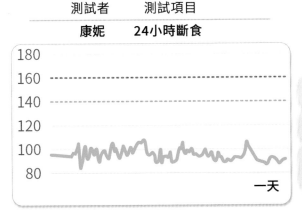

測試者	測試項目
康妮	24小時斷食

康妮	體重kg	體脂率%
8/3	52.4	21.9
8/4	51.1	18.9
24小時斷食成效	-1.3	-3

　　糖尿病患者在斷食時要時刻注意會不會出現低血糖狀況，沒有佩戴連續血糖機的情況下不建議糖尿病患在沒有專人輔導下進行斷食；但一般人斷食是完全不用擔心的，健康人的血糖會非常平穩，不需特別擔心會有過低血糖的現象哦！如上頁康妮斷食 24 小時的血糖圖，是一條非常平穩的線，非常漂亮。

⚠ 注意事項

1. 體重不足者、懷孕婦女、18 歲以下、糖尿病患者皆不建議在無專人指導下自行斷食。
2. 斷食中，要盡量補充水分，多喝水。

快試試斷食的燃脂魅力吧！

斷食挑戰卡	
食物	畫出你的血糖線(並標出血糖巔峰mg/dl)
1. 我一日三餐的血糖波動	
2. 我斷食的血糖改善	

② 強力加速燃脂法：詳見第二章

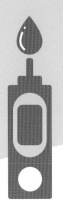

Step4.
打造易瘦體質 2 大方法

　　打造易瘦體質的關鍵就在「提升胰島素的敏感度」！
什麼是胰島素敏感度？

　　我們知道控制好
體重與體脂的關鍵就
在於控制好胰島素，
但如果你依然像改善
飲食前那樣長期吃大
量含醣類食物，那麼
你的「胰島素」是被
你大量使用並「過度
使用」的。胰島素加

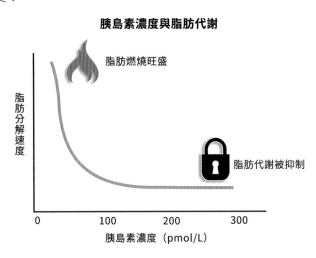

胰島素濃度與脂肪代謝

脂肪燃燒旺盛

脂肪分解速度

脂肪代謝被抑制

0　　　100　　　200　　　300

胰島素濃度（pmol/L）

班到「過度疲勞」工作能力就會下降，這會導致相同的血糖濃度卻需
要分泌更多的胰島素工作（胰島素濃度提高），這就是胰島素敏感度
降低的表現。

　　提高胰島素敏感的方法關鍵在於：減少胰島素的工作量與縮短胰
島素的工作時間，給胰島素足夠的時間休息與修復，以恢復胰島素
敏感度。

　　從現在開始常用以下 2 大方法打造出易瘦體質的「易瘦習慣」，
提升你的胰島素敏感度吧！

1 易瘦生活習慣：一天到底吃幾餐？減少你的餐數

減少胰島素的使用頻率＝主動給胰島素減少工作量和縮短工作時間＝胰島素有足夠的時間可以休息與恢復敏感度。最輕鬆可操作的方式就是減少你的餐數。

當你一日三餐時，你的胰島素就需要分泌 3 次，工作 3 次；

當你一日兩餐時，你的胰島素需要分泌 2 次，工作 2 次；

而當你一天一餐時，你的胰島素只需要分泌 1 次，工作量 1 次，胰島素會非常感謝你給它放長假。最忌諱少吃多餐，胰島素沒有一刻能得到休息。

進食血糖與胰島素的關係

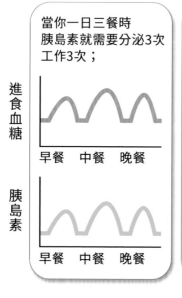

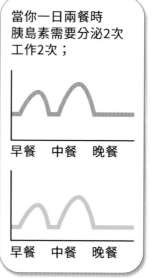

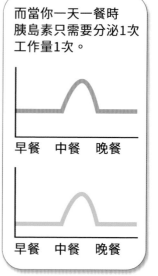

在上一步中我們已經知道每天 16 小時斷食對康妮來說，效果非常顯著。

（康妮 168 斷食，即 16 小時斷食＋ 2 ～ 3 餐）

但對瑞莎來說，光光斷食 16 小時是不夠的，她必須縮短成每天 2 餐以內，燃脂效果才會比較明顯。

（瑞莎 168 斷食，即 16 小時斷食＋ 1 ～ 2 餐）

而龍哥就非常有意思，他最喜歡的就是：「一天一餐吃到飽的肥牛蔬菜麻辣火鍋後，直接斷食到明天！經過多次測試，每次平均可以掉秤 0.6 公斤，吃的好爽，又瘦的好快！」

（龍哥 204 斷食，即 20 小時斷食＋ 1 餐）

在營養充足的情況下，快來試試減少餐數後你的減肥效果如何吧！

改變餐數挑戰卡	
食物	畫出你的血糖線(並標出血糖巔峰mg/dl)
1. 我一日三餐的血糖波動	
2. 我斷食+減少餐數的血糖改善	

2 強效打造「易瘦生活習慣」：詳見第二章

我的筆記

還記得你為自己打造的「精準減肥飲食方案」嗎？我們來繼續完善它吧！
請根據表格中綠色字提示完成白色區域的填寫。（第190頁）

計劃好每日餐數後，你的每日營養建議分量盡量平均分配在你的每一餐中，因為你的身體不會在半夜才把你早上吃的蛋餅，中午吃的沙拉，晚上吃的牛排叫出來一起消化。你的身體是以「分秒」運作，飲食順序能夠影響你的血糖，均衡的一餐也能夠及時穩定你的血糖並影響你的健康。

接下來將教你輕鬆不復胖、享受美食一輩子的維持方法。

除了飲食外，如何聰明運動平穩血糖甚至增加燃脂效果將在第二章為你詳細講解。若想繼續完成更完整的「精準減肥計劃全攻略」，可以先跳讀至第二章。

		水	蛋白質
飲食	適合你的食物種類	脫水飲料需 再補1.5杯水	你可以接受 多吃的蛋白質
	你的每日建議分量	體重×30~40cc 或檢查尿液 呈淡黃色	 ＿＿份
	飲食順序	整天補水 ✓ 	
	最佳代謝時間		
	每日餐數+ 每餐分量安排	例如: 每日2餐 選擇吃早餐與午餐	早餐: 蛋白質2份 午餐: 蛋白質4份
	斷食時間安排		

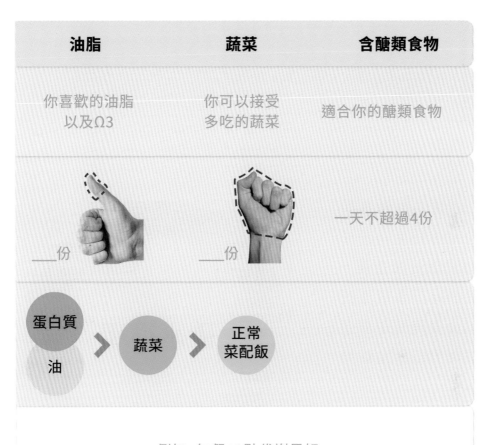

油脂	蔬菜	含醣類食物
你喜歡的油脂以及Ω3	你可以接受多吃的蔬菜	適合你的醣類食物
___份	___份	一天不超過4份

蛋白質 油 > 蔬菜 > 正常 菜配飯

例如: 午餐12點代謝最好

早餐: 油脂2份	早餐: 蔬菜2份	早餐: 醣類1份
午餐: 油脂3份	午餐: 蔬菜3份	午餐: 醣類2份

例如: 8:00早餐~16:00前結束進食,
進食時間共8個小時,斷食16小時

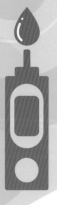

Step5.
瘦下來了然後呢？
享受幸福美食的維持方法

減肥後學會如何維持好身材比成功減肥更加重要！我們將分享給你既不會復胖又能享受美食的超幸福維持方法。

減肥最怕遇到：「什麼都不能吃，人生還有什麼意義！」

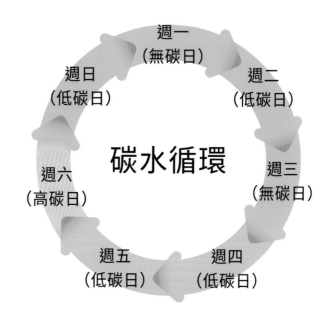

週一（無碳日）
週二（低碳日）
週三（無碳日）
週四（低碳日）
週五（低碳日）
週六（高碳日）
週日（低碳日）

碳水循環

是的，世界上還是有許多美食值得我們去享受，而「碳水循環」法可以讓你在維持好身材與享受美食之間得到平衡。

大多數我們愛吃的食物都為含醣類食物，例如：紅豆、芋頭、珍珠、意大利麵、南瓜湯配法棍、可樂餅、港式點心、烤年糕、奶茶、水果、馬卡龍、提拉米蘇等等。這些食物一次性大量吃下去會讓我們的血糖爆表、胰島素過勞。

　　在前面的章節中，你已經學習掌握了「降糖解方」、「消耗葡萄糖」與「修復胰島素」的方法。碳水循環並不複雜，就是將你已經掌握的這些技巧組建成一套更有效的方法。

如何安排碳水循環？

　　在平常的日子裡，請維持「1 餐 2 份醣，1 天 4 份醣」的低碳日（低醣日）飲食原則。而當你吃得特別罪惡的那一天就是你的高碳日（高醣日）。

　　高碳日當天，你可以運用已經學會的方法來應對，如此就能化解儲存脂肪的危機。

「降糖解方」	＝餐前先吃降糖食物，吃對飲食順序
「修復胰島素」	＝餐後延長你的斷食時間，減少餐數
「增加葡萄糖和脂肪消耗」	＝增加餐前與餐後的運動（第二章）

　　例如：

高碳日的餐前預防：

　　瑞莎的高碳日餐前會先吃大量蔬菜或藍藻，來補充高醣類飲食所缺少的膳食纖維，或者去喝下午茶之前先吃 1 個溫泉蛋。

高碳日餐後修復：

　　瑞莎在高碳日餐後會增加重訓 30 分鐘～ 1 小時，幫助消耗葡萄

糖與穩定血糖（更進階一些，可以在「消耗完葡萄糖」的運動後繼續做「燃燒脂肪」的運動，運動選擇請參考第二章詳解）。如果你剛好在聚會，那就多起來走動走動或跳跳舞吧！

　　並且當天減少 1 次用餐次數，一天剩下 2 餐或 1 餐，以減少胰島素的工作量。

　　並延長斷食時間至 16 ～ 22 小時或以上，以恢復胰島素靈敏度。

　　瑞莎大約 1 ～ 2 周才會出現一次高碳日。而康妮是「餐後沒甜點就感覺這餐不完整」的美食主義者，所以康妮正餐的含醣類食物都會再減量。每餐以後「每個甜點都要吃一口」，依然把含醣量控制在一天 4 份醣之內！但萬一哪天甜點太好吃了，康妮就會「向甜點投降」，多吃兩口，當天餐後再增加運動量與斷食時間。

⚠️ 特別注意

避免連續兩天都是高碳日。

　　因為高碳日的高血糖對胰島素相對還是不友好的，即使是輕微的損傷也需要一段時間「修復胰島素」。所以一般人建議高碳日盡量越少越好，一周不超過 1 次。

　　但如果你是大量運動或想增肌的運動健身人，在維持血糖穩定的情況下增加高碳日有助於增肌，低碳日有助於維持低體脂率，可以更自由的安排自己的碳水循環。

設計屬於你的「美食維持計劃」吧！

　　如果你是有固定行程表的人，你可以選擇製作週一至週日的碳水循環表單，或者更加靈活一些，你只需要先製作高碳日的解方，讓你在「我就是突然看到這塊蛋糕特別特別想吃」時，有解方預備。

美食維持計劃
高碳日解方
餐前預防：
運動選擇：
當天餐數：
斷食時間：

BONUS 你的額外收穫：

　　這一次用正確的方式減肥，你收穫的不僅僅是外形瘦下來的改變，同時也能改善你的胰島素阻抗，更為你根治70%的慢性疾病風險來源。

　　雖然本書的內文大多數都針對「減肥」而寫，但其實本書所介紹的平穩血糖的方法和「飲食與運動全方案設計」也完全適用於被診斷為慢性病前期的你或你的家人使用。藥物是控制病情繼續惡化的方法，但絕對不是你逆轉與恢復健康的解方。**因為疾病是源自於你長年積累，每天做出的數百種結果所造成的。藥物只能作為一時的控制，它並不是你修復身體的原材料。修正你日常數百次飲食的選擇和導正生活方式才是完全根治的解方。**而控制好血糖震盪是不再繼續加深傷害的首要一步。減少血糖震盪就能減少對血管的傷害、減少發炎現象、盡快修復你的胰島素阻抗，從而改善你的慢性病。第二步為充足的營養和生活方式計劃，給你身體最好的原料與時間去修復，從而加速你的好轉速度。你可能會説：「可是伙食費會增加啊！原本我只要50塊錢就可以喝可樂配飯糰，但現在我需要一百多塊錢才能吃好魚好肉、溫泉蛋和多種蔬菜！」

　　你覺得每個月 1 萬的伙食費貴嗎？

　　一個月 1 萬伙食費 x 一年 12 個月 x10 年 =1,200,000 元（120 萬元）

　　每月 1 萬的伙食費 10 年共計要花費 120 萬元的伙食費，你覺得多嗎？

　　我們來看一下，一旦你開始吃藥看病所需要花的醫療費用是多少，我們用台灣第一大死因「腫瘤」來看：

藥物與治療 自費項目

名稱	治療項目	費用
Herceptin (賀癌平)	乳癌	6.5萬元/月
Nexavar(蕾莎瓦)	肝癌、腎細胞癌	18~20萬元/月
Avastin (癌思停)	結腸癌、大腸直腸癌、乳癌、肺癌	18萬元/月
Erbitux(爾必得舒)	肺癌、大腸直腸癌、口咽癌、下咽癌、喉癌、食道癌	13萬元/月
Sutent(紓癌特)	晚期腎細胞癌、惡性腸胃道基質癌	一個療程約28萬元
Taxotere(剋癌易)	肺癌、乳癌、前列腺癌	4.1萬元/天
Tykerb(泰嘉綻)	乳癌	8.9萬元/月
陶瓷人工髖關節		3-12萬元
人工水晶體		3~10萬元
塗藥血管支架		2~8萬元
耐久性生物組織心臟瓣膜		3~6萬元

資料來源：台灣各大醫院網站、台灣衛生研究所、台大醫院

　　瑞莎的阿嬤癌症藥物台幣 12 萬元 / 月，吃一年就相當於 144 萬元，還未加上其他費用就已經遠遠超越你「健健康康享受吃好魚好肉好菜」的十年伙食費。

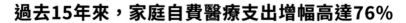

過去15年來，家庭自費醫療支出增幅高達76%

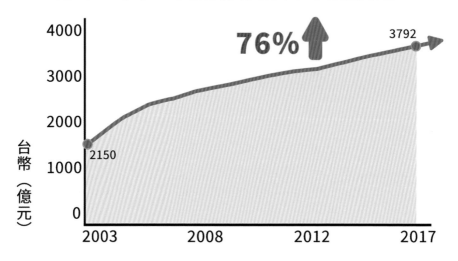

資料來源：衛生福利部

　　只要你身邊有在治療慢性疾病的家人或朋友，甚至作為陪伴者的你一定會感同身受，常年慢性疾病藥物與照護的開銷實在是龐大驚人。

　　所以你還覺得每月 1 萬元的伙食費貴嗎？

　　添加糖和麵粉的成本遠遠低於好魚好肉好菜，原本賣給你 50 元的食物並不需要考慮你後期的醫療成本，在當下確實比較划算，但如果這些食物加上了後期的健康成本呢？

如果一瓶可樂配飯糰標價為 50 元，一支 8 萬等級的心臟支架與 1 年臥床時間。你還會覺得這樣比較划算嗎？

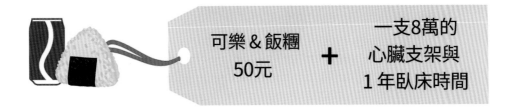

正確的食物選擇恰恰才是減少後期更龐大醫療開支和家庭長期心力負擔的成本節約。

盡情享受「好魚好肉好菜」的美食美味與它所帶給你的健康與好身材吧！

Fitness

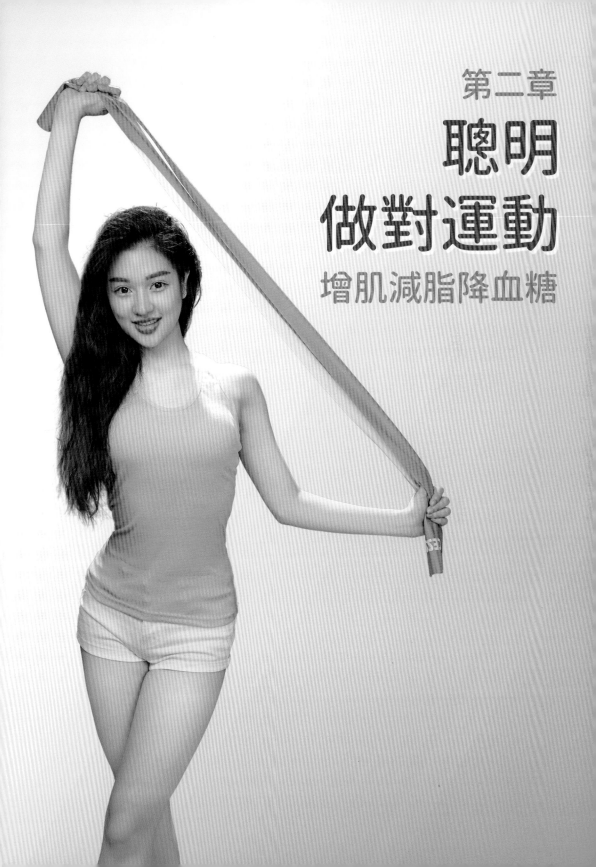

第二章

聰明
做對運動

增肌減脂降血糖

降糖解方 5：餐後別老坐著，
走路 20 分鐘就能紅燈轉綠燈

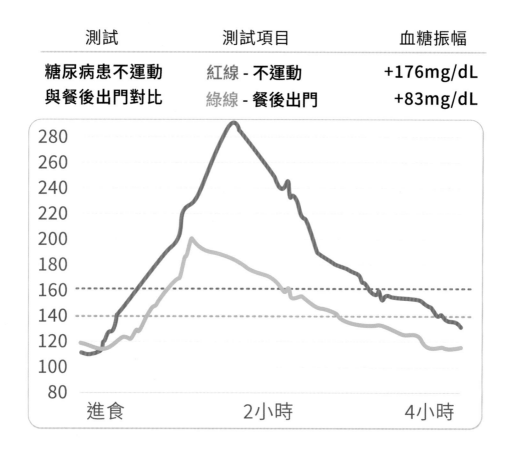

測試	測試項目	血糖振幅
糖尿病患不運動	紅線 - 不運動	+176mg/dL
與餐後出門對比	綠線 - 餐後出門	+83mg/dL

進食　　　　　2小時　　　　　4小時

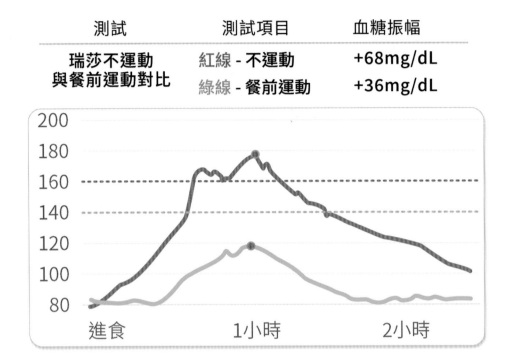

測試	測試項目	血糖振幅
瑞莎不運動 與餐前運動對比	紅線 - 不運動 綠線 - 餐前運動	+68mg/dL +36mg/dL

　　如上一頁血糖圖為糖尿病患餐後走動與不走動的血糖對比：這位大哥兩天吃相同的午餐，紅線是餐後坐在家裡看電視，綠線是餐後出門散步順便拿包裹，血糖可以降低 93mg/dl ！

　　如上方血糖圖為一般人餐前運動與與不運動的血糖對比：瑞莎兩天吃相同的晚餐，餐前做燃脂運動相比餐前不做運動，血糖可以降低 32mg/dl ！

　　美國應用生理學的研究證明，餐前或餐後增加適量的運動有助於穩定血糖。在餐前做運動或是用餐完畢 45 分鐘後，增加 20 分鐘的走路，就可以很顯著的穩定血糖。你也可以在電視機前放一台固定腳踏車，餐後邊看電視邊踩腳踏車，或餐後遛狗走一走，午休時站起來動一動身體，都能對血糖有一定的改善，用你的血糖機來驗證效果吧！

測一測你的血糖平穩狀態吧！

運動平穩血糖碳索卡			
測試項目	血糖巔峰 mg/dL	血糖振幅	燈號
1. 以往餐前後不運動的習慣			
2. 餐前運動			
3. 餐後運動			

　　研究中還指出，相比一整天集中一次的運動，例如：23 小時都呈靜態坐姿工作或睡眠，1 小時去健身房；反之，每 30 分鐘就起來快速做 2 分鐘的運動更有助於穩定血糖。

　　這個叫做「非運動性活動消耗（NEAT）」，指除了刻意的運動外（健身、慢跑、騎腳踏車等），一切活動所消耗的能量，包含通勤、做家事、抖腿、走去廚房倒水、被狗追等各種活動。

　　每個人的生活方式不同，NEAT 就可以相差很多。整天坐著辦公的人就會比每天要四處拜訪客戶的人少很多 NEAT。

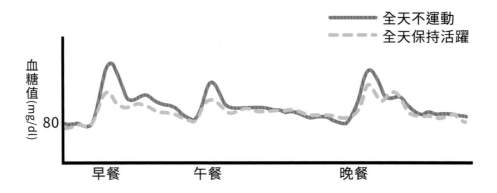

所以「保持活躍」被瑞莎稱為是一顆「減肥維他命」。每日吃保健品補充缺少的維他命很重要，每日補充「保持活躍」這顆維他命也很重要。如果你是學生，每節課下課都可以起來走走，但如果你是總經理大忙人，那我們分享給你兩個小方法：

1. 康妮和瑞莎都有站著辦公的小桌子，盡量可以站著工作。

2. 平時上下樓梯不坐電梯，不僅可以增加消耗，而且走樓梯還可以鍛煉出美麗的翹臀，提高臀線後還能收穫瘦長美腿！從一格格蹬樓梯到兩格兩格蹬樓梯，翹臀美腿更有效哦！

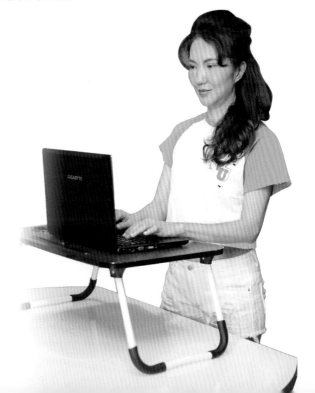

保持活躍平穩血糖碳索卡			
測試項目	血糖巔峰 mg/dL	血糖振幅	燈號
1. 每30分鐘休息眼睛同時 也起來走走2分鐘			
2. 站著辦公			
3. 坐著辦公			

特別警示：餐後避免直接睡午覺，夜宵後盡量等血糖穩定再睡覺。

　　睡覺時血糖下降速度會變得緩慢，餐後直接睡覺甚至會讓血糖繼續攀升得更高。如果你是糖尿病患，睡覺時容易出現低血糖，你可以使用睡前少量吃些東西的方式改善睡眠中的低血糖。但如果你是想減肥並保持健康的人，餐後盡量走一走，等血糖穩定了再去睡覺哦！

　　來看看我們的一位**老糖友** Ben 老闆的夜間血糖吧！如第 207 頁上圖，Ben 測試的是他老婆最常幫他熬製的**無糖**養生燕窩。午餐和晚餐吃了與平常相等分量的燕窩，不同的是晚餐後直接睡覺，導致晚餐後上升血糖比午餐後上升的血糖還要高！更瞠目的是睡後到第二天起床前血糖只能緩緩掉落，導致清晨空腹血糖依然居高不下，因此吃下第二天的早餐後又繼續飆高血糖。

　　你一定會震驚於無糖燕窩竟然可以飆升這麼高的血糖！是的沒錯，雖然是無糖的燕窩，但為了更好吃的口味，枸杞就會放非常多，別看枸杞長成一副「健康」的外表，其實含醣量非常非常驚人哦！

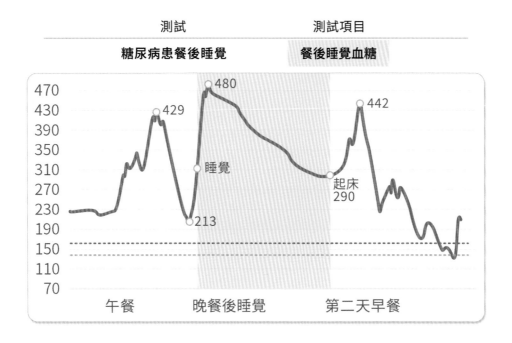

測試	測試項目
糖尿病患餐後睡覺	餐後睡覺血糖

龍哥每天都有睡午覺的習慣，自從看過自己午餐後直接睡覺的血糖圖後，他從此以後都不敢餐後直接跑去睡覺了：「**餐後睡覺，邊睡邊胖啊！**」

試試你餐後睡覺是不是也在邊睡變胖吧！

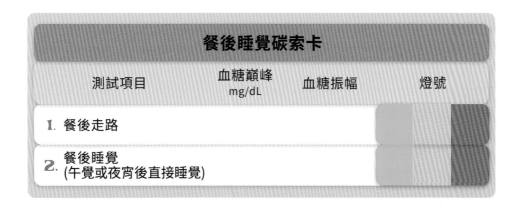

餐後睡覺碳索卡

測試項目	血糖巔峰 mg/dL	血糖振幅	燈號
1. 餐後走路			
2. 餐後睡覺 (午覺或夜宵後直接睡覺)			

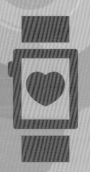

強力加速燃脂法：
選對運動與最佳運動時間

　　運動能加速燃脂的本質，就是提前達成你必須持續 12~16 小時斷食才能開始燃燒脂肪的時間。利用適當的運動提前消耗掉你的葡萄糖，一來可以避免血糖飆升，再者可以提早進入燃脂狀態並延長燃脂時間。

　　應該選擇什麼樣的運動類型？這分為餐前運動和餐後運動的差異。

　　餐前你身體中的血糖和肝糖已經因為一段時間的空腹而有所消耗減少，所以我們運動的選擇應該更偏向於**燃脂供能**。

　　如果在血糖濃度比較低且肝糖儲存量少的情況下選擇大量消耗葡萄糖的運動，反而會很快就腦袋茫茫，產生無力感，降低了運動表現和效率。

　　例如：龍哥晚上的代謝比較不好，但他有時還是想吃夜宵，所以他選擇增加夜跑 1 小時來增加燃脂效能，龍哥說：「增加夜跑比較不罪惡，跑完回來吃點夜宵才爽嘛！」

　　而**餐後**你的血糖量濃度比較高，這個時候反而選擇能**消耗葡萄糖**的運動，可以加速燃燒葡萄糖，從而盡快進入燃脂狀態。

　　例如：康妮會在餐後 45 分鐘做中強度的重訓 30 分鐘～ 1 小時，一周 3 ～ 4 次，常年維持好身材。

　　更進階一些，你可以在餐後做完燃燒葡萄糖的重訓運動後，接著繼續做跑步的燃脂運動。

　　例如：瑞莎會在餐後 45 分鐘做中高強度重訓 1 小時，之後再增加 30 分鐘的燃脂跑步，塑形效果非常明顯。

那什麼是燃脂的運動？什麼是消耗葡萄糖的運動？

以下是運動中能量供應的示意圖。

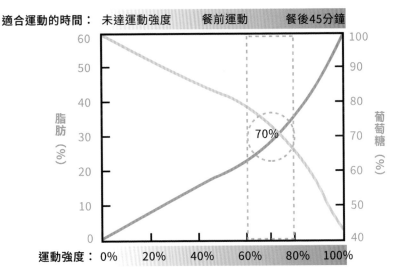

運動強度的能量需求系統

適合運動的時間：未達運動強度　餐前運動　餐後45分鐘

脂肪（%）

葡萄糖（%）

70%

運動強度：0%　20%　40%　60%　80%　100%

＞50%並＜70%的運動強度，需要脂肪供能 ＞ 需要葡萄糖供能
隨著有氧運動強度增強，需要脂肪供能提升，需要葡萄糖供能下降
直到運動強度為70%或以上，代謝需求的能量切換，需要葡萄糖供能 ＞ 需要脂肪供能
需要葡萄糖供能越低，越適合餐前或空腹運動；
需要葡萄糖供能越高，越適合餐後45分鐘後運動。

　　當你的運動強度＜ 70%vo2max（vo2max 為最大攝氧量）時，你的「開關」則更傾向於燃燒脂肪來作為燃料供能，可理解為「**燃脂運動**」。

　　當你的運動強度＞ 70%vo2max 時，你的「開關」則更傾向於燃燒葡萄糖作為燃料供能，可理解為「**消耗葡萄糖的運動**」。

　　什麼是強度為 70%vo2max 呢？如果把運動中的強度打成 1 ～ 10 分，你覺得有 7 分累的強度大約就是 70%vo2max。

　　或者你也可以結合運動時長判斷：

　　運動強度 6 ～ 7 分，或運動中還能夠說話但是會喘，**或是這個運動你可以堅持 3 分鐘以上並不間斷的連續進行**，則偏向於燃脂供能運動，例如：和狗一起跑起來的遛狗法，中速騎自行車、中速跑步、游泳、瑜伽等。

　　而運動強度 7 ～ 9 分，或運動中太喘以至於不能講話，**或是這個運動短時間（少於 3 分鐘）就會感到吃力後需要停下休息再繼續做的運動**，則偏向於葡萄糖供能運動，例如：中高強度重量訓練、衝刺跑、高強度間歇性訓練。

　　這樣聰明選對運動項目與強度，才能讓你的運動效果事半功倍！利用第 212 頁的表格找出你希望達到的運動效果與相對應的運動強度吧！

Ps. 別被跑步或啞鈴的外表迷惑了，在跑步機上連續輕鬆跑 1 小時和衝刺跑 1 分鐘就必須停下來休息是完全不一樣的運動效果和供能方式。同樣的，小號的啞鈴輕鬆緩慢的舉 50 次有點出汗，相比於你集中用力一次性舉了 8 次很重的啞鈴（但舉不起來第 9 次）就必須休息 30 秒才能再繼續做下一組訓練的運動效果和供能方式是完全不一樣的。因此運動的選擇，主要是由運動強度和運動時長決定的，而不是根據運動項目（例：跑步、自行車）判定的哦！

若以上方式實在太複雜，更為簡單方便的方式是直接用連續血糖機檢測你常用的不同運動方式的降糖效果。 運用連續血糖機，你可以直接透過血糖波動來了解什麼運動更適合你。利用第 213 頁的血糖圖找出更適合你的運動強度吧！

適合運動時間	供能	運動強度/有氧心律	運動強度相對應的體感	運動效果	運動項目舉例
	未達運動強度	1~4	未達運動強度	可降一點血糖	散步20分鐘
餐前運動	以燃脂為主	5	可以邊運動邊唱歌，開始流汗	熱身	熱身跑
		6	運動中唱歌會喘氣	燃脂	中速跑
	脂肪與葡萄糖同時供能	7	運動中能說話但是會喘氣	燃脂、肌耐力 (重訓)	中速自行車、重訓
餐後運動	以葡萄糖為主	8	運動中只能用短句說話	燃脂與心肺訓練、肌肉線條修飾	高強度間接性訓練、重訓
		9	運動中只能用單字回應，非常不想說話	心肺強化、增肌 (重訓)	馬拉松、重訓
	完全依靠葡萄糖	10	呼吸極度劇烈，心理os："我快不行了"	訓練爆發、速度、力量	衝刺跑、重訓

馬太太在每天早晨分別檢測了她常做的運動強度對血糖的影響：

1 空腹時測試運動:
血糖變化甚微

說明　運動強度：中偏低
此強度適合餐前運動，
或者身體欠佳時的活動選擇

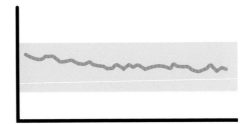

2 空腹時測試運動:
血糖下降明顯

說明　運動強度：中度
此強度適合餐後運動

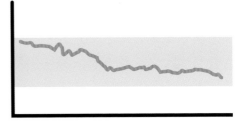

3 空腹時測試運動:
血糖大幅下降

說明　運動強度：高強度
此強度適合餐後運動

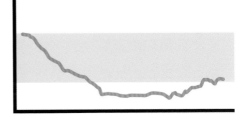

4 空腹時測試運動:
血糖大幅上升

說明　運動強度：極高強度
運動強度過強，
以至刺激腎上腺素分泌大量血糖

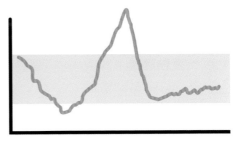

5 餐後時測試運動:
血糖未明顯下降

說明　運動強度：太低強度
未達明顯運動效果

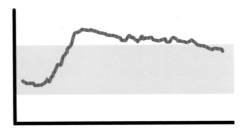

你可以這樣安排運動：

若餐前空腹運動，選擇燃脂類型的運動，如中速騎自行車、中速跑步、游泳、瑜伽，每次運動維持 30 分鐘以上，一周總運動次數至少 3 次以上。

若餐後 45 分鐘後運動，選擇消耗葡萄糖類型的運動，如中高強度重量訓練、衝刺跑、高強度間歇性訓練，每次運動維持 30 分鐘以上，一周總運動次數至少 3 次以上。

運動前後務必記得 5 ～ 10 分鐘的熱身與拉伸，避免不必要的運動傷害，也可以舒緩運動後的酸脹感。

如果你不喜歡運動，更不想選擇餐前運動，那麼至少餐後也要鼓勵自己多走走才能有利於穩定血糖。

或更進階一些，你可以選擇餐後「先燃燒葡萄糖」降低血糖，再接著「燃脂」的運動組合。

運動時間	運動頻率	功效
餐前運動	至少2選1，每週運動共＞3次，每次＞30分鐘	可降低血糖，加速燃脂，亦可增肌提高胰島素靈敏度打造易瘦體質
餐後運動		
餐後走一走，避免直接睡覺	每天堅持	增加非運動性消耗，平穩血糖

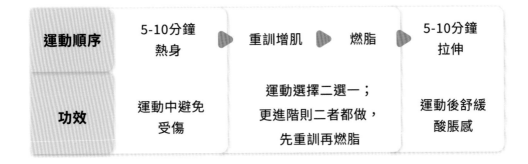

設計屬於你自己的運動「加速燃脂引擎」吧！

你習慣餐前還是餐後運動呢？來試試超強降糖效果的運動吧！

運動安排卡					
	運動時間 (幾點-幾點)	運動類型	運動強度 (餐前<7分<餐後)	運動時長 (小時)	一週幾次 (>3次)
1. 餐後走動					
2. 餐後增肌運動					
3. 餐後記得走動（疫情時期少出門，那就做家務吧！）					

測一測你的血糖平穩狀態吧！

運動平穩血糖碳索卡			
測試項目	血糖巔峰 mg/dL	血糖振幅	燈號
1. 以往餐前後不運動的習慣			
2. 餐前運動			
3. 餐後運動			

常見問題 1

　　長輩爬山遠足的運動時間較長，建議避免空腹去爬山，並記得隨身攜帶能量補充品，以防血糖偏低。

　　但我們更建議長輩們需要強化心肺的運動與增加肌肉量的訓練，因為心肺運動可以強化心臟與血管的機能，而增肌訓練可以防止肌肉流失且減少骨質疏鬆與骨折的風險。

　　心肺強化後你會發現，血管變得有彈性了，血液循環更通暢，心肌老化延緩，高血壓明顯改善，膽固醇也降低了。

　　增肌訓練後會發現，腰酸背痛不再有，五十肩好多了，爬樓梯不再那麼喘，整個人變得更加有精神，穿褲子的時候單腳站立平衡感變得很穩，而且搬東西更有力氣了。

　　心肺強化可以用強度稍微高一點、時間久一點的跑步、騎自行車或蹬箱來達成。康妮就有一周夜跑 3-4 次，騎自行車 1-2 次，餐後邊看電視邊蹬箱的運動習慣。（蹬箱教學第 223 頁）增肌訓練其實也非常簡單，在第 219 頁瑞莎將分享在家就能做的增肌動作，長輩也非常適合跟著一起練習哦！不習慣運動的長輩剛開始都會覺得很吃力，是正常的！只要循序漸進慢慢堅持，你的身體機能就會慢慢好轉甚至更加強健有力！

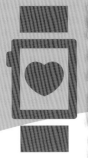

強效打造「易瘦生活習慣」： 增肌運動一周就能顯著改善 胰島素敏感度，提高控醣能力 且不易復胖

　　增肌訓練需要肌肉強力收縮，而肌肉收縮需要葡萄糖作為原料供能。當你全身增加了葡萄糖的利用，胰島素的工作量自然就下降，可得到更多時間的休息與恢復，有利於提高胰島素的靈敏度與控醣能力。不僅如此，增加肌肉量能夠提高基礎代謝率，減肥後才能保持不容易復胖的好體質。

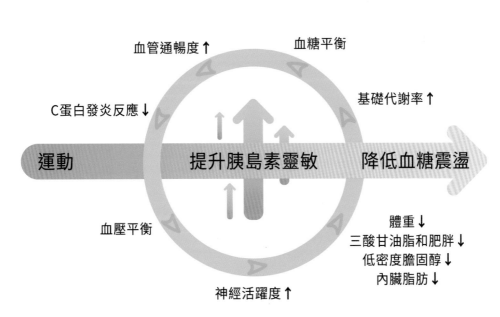

　　增肌的好處太多了，對我們來説最重要的 3 大益處為：

1. 改善胰島素靈敏度，打造易瘦體質

　　增加肌肉必須利用葡萄糖作為原料，所以可以降低血糖震盪和胰島素工作量，延長胰臟的修復時間，並提高胰島素的靈敏度。

2. 增肌塑造好身材，而且能夠提高基礎代謝率不容易復胖

　　女生根本不需要擔心增肌會變壯，一般強度的增肌並不會讓你像金剛芭比，反而會像線條明顯的模特。除非你練的是超大重量的重訓才會肌肉變大塊。你的每 1kg 脂肪只能燃燒 4 ～ 10kcal 能量，而你的每 1kg 肌肉可以燃燒 25 ～ 100kcal 能量，兩者間最多可以有 25 倍的燃燒能力！增肌能夠增加基礎代謝率，才不容易復胖。

3. 長輩增肌防止肌肉流失，減少骨質疏鬆和骨折的風險

　　長輩增肌後，腿部肌肉與核心肌群強而有力，步伐就會更加穩健，減少摔跤風險，且增肌能刺激骨骼細胞增生增強骨質密度。

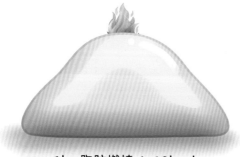
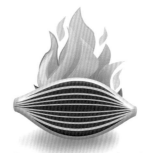

1kg 脂肪燃燒 4~10kcal　　　　1kg 肌肉燃燒 100kcal

燃脂能力相差10~25倍！

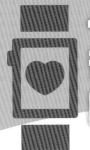

4 個有效動作， 在家就能增肌、塑形好身材， 附詳細教程圖解

除了去健身房，哪些動作可以在家有效增肌呢？瑞莎分享 4 個好身材的壓箱經典動作！這組增肌運動也可直接作為你餐後消耗葡萄糖的運動選擇。瑞莎希望介紹的動作每個都能讓你感到實用、精準又有效，而不是介紹十幾二十種動作讓人眼花繚亂。別看只有 4 個簡單的動作，只要你肯好好跟著計劃練，並且用不同方式去增加強度與難度，把每個動作每一次都用心做標準了，訓練的效果一點都不輸繁複的運動計劃！

訓練重質不重量，更重在堅持，加油一起來增肌塑形吧！

動作 1 上半身：跪姿俯臥撐

這個訓練可以讓你拿東西有力，體態挺拔，也能瘦手臂與副乳。

動作 2 下半身：蹬箱子

促使腿部增肌與強化身體平衡感，長輩可以單腿穿褲子很穩，並且能瘦腿與翹臀。

動作 3 腹部：仰臥抬腿

穩定核心肌群，減少腰酸背痛，同時能練出馬甲線腹肌與小蠻腰。

動作 4 臀部：臀橋

增強臀部肌肉防患摔跌，萬一跌坐摔地時，臀部有厚實的肌肉可以緩衝和保護。另外，還能提高臀線與拉長腿部線條。

瘦副乳與手臂：上半身的增肌與塑形（跪姿俯臥撐）

跪姿俯臥撐是平板俯臥撐的簡易訓練版本，大多數女生與長輩在剛開始練習時無法做起完整的平板俯臥撐，便可使用此動作來增強上半身的肌力與塑形效果。

跪姿俯臥撐這樣做才有效

· **準備工作**：將雙膝跪在墊上後，雙掌撐在墊面上，雙手掌與肩同

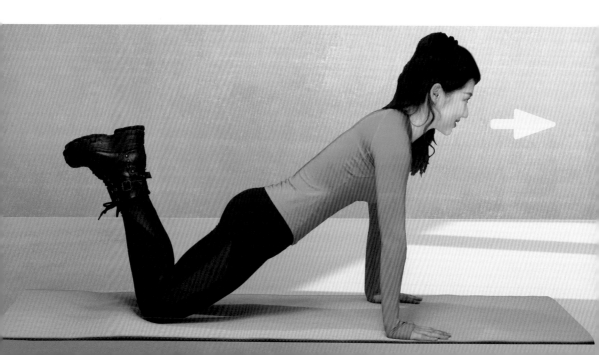

寬或略寬於肩膀，並向前調整至頭、肩、腰、臀、膝蓋成一直線
的位置，保證小臂與地面大約成垂直 90°度角。將腹部用力收緊，
保證不聳肩、不塌腰、不弓背、不翹臀，才能有效訓練到目標肌肉。

· **動作要點：**

1. 全程保持腹部收緊，彎曲手肘，身體向墊面靠近且依然保持成一
   整條直線，你可以把身體想象成一塊固定的平板，不能夠隨意塌
   腰、弓背、翹臀。身體向墊面靠的越近，難度越大。

2. 雙手掌發力撐地，有控制的將身體撐起回到原位。

3. 手肘彎曲時吸氣，用力撐起身體時呼氣。

這個動作太難了！怎麼辦？

　　你可以在手肘彎曲時有控制的將身體緩緩靠近墊面並完全落於墊
面上，接著再用雙手掌推地把落於地面的身體完全撐起，這樣能夠降
低難度。

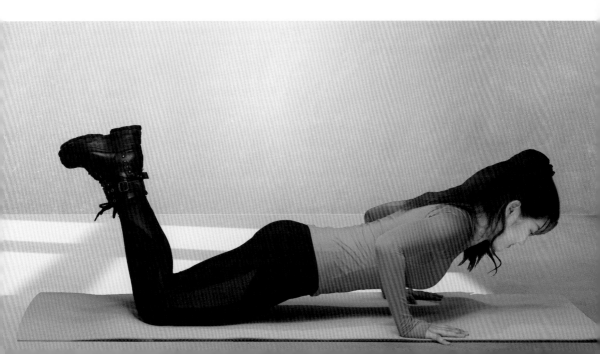

這個動作太簡單了！我要增加難度以達到更好的運動效果

1. 增加訓練次數。
2. 進階成平板式俯臥撐，即為雙腿向后蹬直的完整俯臥撐。

特別注意

手肘發力的角度不同，訓練效果也不同。

1. 較窄的肘距更多訓練到肱三頭肌群，即大臂後側的肌肉，更有利於增加手臂力量。

2. 自然地寬距更多訓練到胸大肌，即胸口外緣至副乳的肌肉，更有利於修飾上半身型與增加上半身力量。

3. 請避免手肘完全與身體呈 90 度直角的訓練，容易造成肩部的損傷。

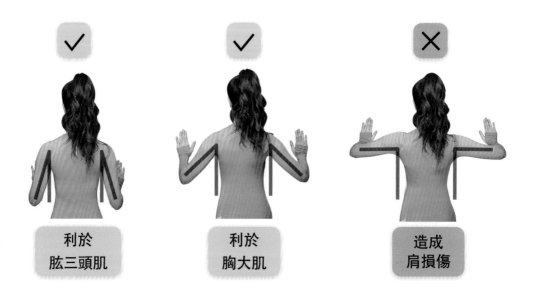

利於
肱三頭肌

利於
胸大肌

造成
肩損傷

瘦腿：下半身的增肌與塑形（蹬箱子）

　　每天走一萬步並不能有效增肌，有效的增肌需要有重力與力量的對抗，所以增肌重訓才會被稱為「抗阻力運動」。把「向前走路」改成「向上走路」就是有效地把地心引力當做給你的腿部與臀部天然阻力的方法，達到有效增肌的效果。對於大多數教練來說，下半身的增肌動作都喜歡選擇教「深蹲」，那為什麼瑞莎要分享「蹬箱」呢？因為「深蹲」在沒有專人在場的輔導下，動作非常容易做不標準並做出各式各樣的錯誤動作，進而導致腰痛、膝蓋痛、沒有練到臀部肌肉反而腿先變粗了等等錯誤代償現象。（代償：目標運動肌肉沒有被有效練習到，反而是其他不希望被運動到的肌肉被動到）為了避免努力運動反而成效不彰的狀況，瑞莎更推薦這個男女老少在哪都能做的「蹬箱」動作。「蹬箱」可以理解成是一個標準的「上樓梯」動作，所以不論新手老手、有箱子無箱子、只要有樓梯就是非常容易上手的動作！你甚至還能邊看電視邊蹬箱呢！

　　康妮說：「以前不知道聘請教練指導的重要性，自己跟著網絡課程做了三年、幾百次的腹部運動，一直覺

得自己做起來很輕鬆；結果相同的一套動作經由瑞莎教練指點調整後，根本做不到半套就累垮了！這是為什麼呢？因為以前發力不對，雖然做起來樣子到位，做起來也很輕鬆，但效果有限，目標肌肉都沒有訓練到，這就是運動代償的問題；現在照著教練的標準動作才做兩個禮拜，就比三年的運動效果來得有效多了！肚子明顯小兩圈了！」

蹬箱子這樣做才有效

· **準備工作**：需要一個有一點高度的箱子或非常穩定的矮凳或直接使用階梯。

· **動作要點**：

1. 在核心肌群收緊的狀態下，先將左腳掌踏上箱子，

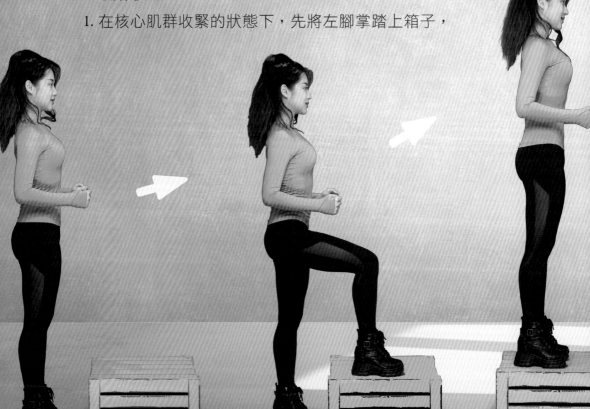

確定整個腳掌都踏實後，用箱子上的左腳撐起你的全身，而非用地上的右腳蹬起全身。利用單腿發力將全身撐起才能有效刺激目標肌肉。

2. 單腿撐起整個身體後，再將雙腳都踏實於箱子上。接著左腳下落於地面後，右腳再跟著下落。注意下落的過程中不要使用慣性用力向下墜，不僅衝擊力大更訓練不到肌肉的控制力，所以我們要有控制的慢慢將一隻腳下落於地面後再進行下一隻腳的歸回。這就是有效完整的一次蹬箱動作。接著換邊進行。

3. 上箱子時呼氣，下箱子時吸氣。

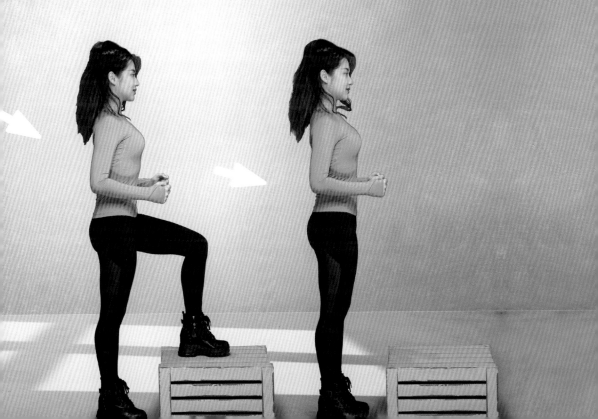

這個動作太簡單了！我要增加難度以達到更好的運動效果

1. 增加訓練次數，相當於增加蹬箱子的時長。

2. 增加箱子的高度，箱子越高難度越大。

（例如：蹬樓梯，由一格格蹬階梯進階至兩格兩格蹬階梯）

3. 在保持動作標準的情況下，加快蹬箱速度，還可以訓練到心肺耐力。

4. 增加訓練重量，左右手各拿一支水瓶或醬油瓶、油瓶或啞鈴。

瘦腹：腹部的增肌與塑形（仰臥抬腿）

　　為什麼瑞莎教的不是仰臥起坐？仰臥起坐常常被用來當做訓練腹部的動作，但是在仰臥起坐運動的過程中，訓練者需要用力收緊腹部並彎曲脊椎，而大多數在無專人在場的輔導下，收緊腹部這個細節動作經常會被忽略，從而導致訓練後反而腰酸背痛、脖子酸痛、訓練不到位等問題。另外，運動過程中彎曲脊椎會讓下背的脊椎承受數十公斤的壓力，很容易受傷！更不適合長輩練習！第三，仰臥起坐訓練重點更偏向於上腹部，而一般人因為長期坐姿靜態工作與腹部核心無力，反而更需要下腹部的塑形與整個腹部的核心力量訓練，此仰臥抬腿的動作就能非常有效的達成這兩個強烈需求。

仰臥抬腿這樣做才有效

- **準備動作：** 請平躺於墊面上，並將一隻手掌插入你的腰部與墊面之間。接下來請用力收緊你的腹部，並將腰部緊貼向墊面，至腰部與墊面間的手掌被壓到難以抽離出來，**維持這樣的感覺才是正確而有效的收緊核心！** 習慣收緊核心的感覺以後，抽離腰部下方的手掌，再重新收緊核心，腰部需全程緊貼墊面。最後將雙腿伸直抬離地面呈 90 度即可。

- **動作要點：**

1. 在核心收緊的狀態下，將伸直的雙腿向下放，放至雙腿離地面成 60 度角、45 度角、30 度角、甚至 15 度角，雙腿與地面角度越小，難度越大。

2. 雙腿下放時，腹部要用力收緊，讓腰部不要離開墊面，不然無法有效訓練到核心反而練後腰疼。

3. 在雙腿下放到最低點時收緊腹部並停留 2～3 秒，停留時間越長，難度越大。

4. 最後以腹部用力收緊的力量再把雙腿抬回與地面呈 90 度為止，

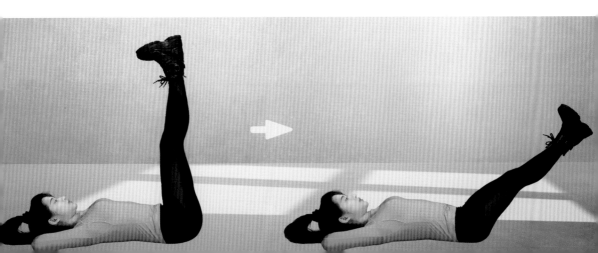

而非用腿部力量或慣性將腿踢回到原位。這就是仰臥抬腿有效完整的一次動作。

5. 雙腿抬起時呼氣，雙腿下放時吸氣。

這個動作太難了！怎麼辦？

1. 你可以先將膝蓋彎曲來做此動作就會省力很多，在習慣發力後，再循序漸進將腿伸直。

2. 腿部伸直後減少腿部下降的角度，例如：下降至腿部與地面夾角為 60 度即可。

這個動作太簡單了！我要增加難度以達到更好的運動效果

1 增加訓練次數。

2. 把腿與地面的角度放更低（例如：循序漸進下放至 45 度、30 度、15 度）。

3 延長腿部下放後的停留時間至 20 ～ 30 秒甚至以上。

翹臀：臀部的增肌與塑形（臀橋）

要想顯腿長顯腰細，穿緊身褲好看，提高臀線和臀部飽滿度是非常必要的。深蹲確實也可以練出翹臀，可是在沒有專人在場輔導的情況下非常容易做不標準，反而練出壯碩大粗腿卻沒練出漂亮的臀部。而臀橋是一個完全針對於訓練臀部的動作，讓訓練對目標肌肉的刺激更加精準有效！

臀橋這樣做才有效

- **準備動作：**身體平躺在墊上，屈膝使兩腳掌與肩同寬平踏於墊面，承重於腳後跟。
- **動作要點：**
1. 收緊腹部的同時夾緊臀部向上離開地面，而非用腿部的力量將屁股抬離墊面。
2. 在做臀橋的過程中保持膝蓋不要內扣，膝蓋與腳尖方向一致，大小腿盡量成 90°夾角。
3. 臀部抬高至與膝蓋、腰、肩膀呈成一條直線為止。要避免臀部抬不夠高以至於身體未充分成一條直線或臀部抬太高以至於腰部用力、腰部酸痛明顯。
4. 在動作最高點時用力收緊臀部並停留 2 ～ 3 秒，才算有效完整的做完一次動作，接著把臀部下降後繼續做第二個臀橋。
5. 上抬臀部時呼氣，下放臀部時吸氣。

這個動作太簡單了！我要增加難度以達到更好的運動效果

1. 增加訓練次數。

2. 你也可以選擇做寬距臀橋（把雙腳踩寬一點）或窄距臀橋（把雙腳踩近一點），以刺激到臀部不同角度的生長。

3. 將其中一隻腿向天花板抬高伸直後，做單腿發力的臀橋。

4. 需要一把能夠穩定的椅子，並將上背枕於椅墊，再將重量（槓鈴、行李箱、重物等）置於臀部正上方，做負重臀橋。

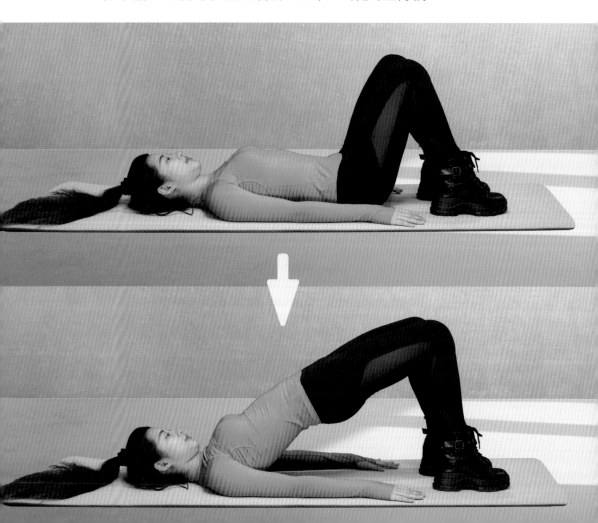

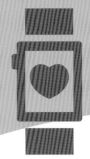

增肌訓練怎麼安排？

基礎版

　　如果你是運動頻率不高的人或 45 歲以上，可以選擇大肌群整體部位的運動。例如：動作 1、動作 2。大肌群的運動意思是能夠動用到更多的肌肉，一次性增加更多肌肉的肌耐力。

　　例如：63 歲的龍哥最喜歡每天做 100 個俯臥撐（動作 1，每組 20 次，共 5 組）讓上半身練成倒三角形：「雄壯威武才帥！體力一點都不比年輕人差！」

　　56 歲的康妮最經常練習踩箱子的腿部訓練（動作 2，邊看電視邊踩），因為女生最容易流失腿部的肌肉，而踩箱子訓練對康妮的腿部增肌非常有效：「以前每天要走一萬步，後來才知道靠走路沒辦法增肌。現在只要在家踩箱子五百步，還能邊看電視邊做，時間省下一半，增肌效果多一倍！腿型明顯好看了，而且跑步也更輕鬆了！」

進階版

　　如果你是有運動基礎的人或希望更有效的塑形好身材，可以選擇大肌群與小肌群綜合訓練，小肌群的重要作用是雕刻線條，例如：大肌群為動作 1 與動作 2，小肌群為動作 3 與動作 4 的綜合訓練。若訓練強度不夠，可手持啞鈴或彈力帶增加難度。

　　例如：瑞莎在練習俯臥撐時採完整平板式俯臥撐，增加跪姿俯臥撐的難度。踩箱子時會左右各拿 5kg 的啞鈴，或增加箱子的高度來增加難度。在健身房做臀橋時則會使用 10 ～ 20 公斤的槓鈴，在家訓練臀橋則會使用行李箱增加重量。

基礎做法

　　選擇動作 1 與動作 2，每個動作重複做 15-20 次為 1 組，這個不是指輕輕鬆鬆做 15 次就可以停下來，而是你用盡力量做 15 次動作後，無法做起第 16 次所以必須停下休息，這樣的動作設為 1 組。

　　一個動作共做 4 組，每組中間休息時間少於 1 分鐘。你可以一次性完成同一個動作的 4 組訓練後，再進行下一個部位訓練。或者不同動作輪流交替進行訓練。

　　例如：

　　俯臥撐 4 組，每組間休息 1 分鐘，換踩箱子 4 組，每組間休息 1 分鐘。

　　或者是俯臥撐 1 組，休息 1 分鐘，接著踩箱子 1 組，休息一分鐘，輪流交替。

　　如果沒有重量對你來說難度不夠大，你可以增加手握 1~2kg 的水瓶增加運動強度。

　　每次運動維持 30 分鐘以上，一周總運動次數至少 3 次以上。

進階做法

　　如果你想塑形緊緻肌肉線條，可以增加些許小重量，每個動作能夠重複做到 15-20 次時感覺沒力氣了，必須停下來休息，這樣的動作設定為 1 組。

　　如果你想增大塊肌，加中等重量後每個動作能夠重複做 8~12 次時感覺沒力氣了，必須停下來休息，這樣的動作設定為 1 組。

　　一個動作共做 4 組，每組中間休息 ≤20 秒甚至可以完全不休息，不同動作交替輪流訓練。

　　例如：

　　俯臥撐 1 組後，立刻做（或休息 ≤20 秒）臀橋 1 組後，立刻做（或休息 ≤20 秒）腹部運動 1 組，輪流交替。

　　當遇到運動成效瓶頸期時，你可以用增加重量或增加次數的方式，循序漸進的提高運動難度。

　　每次運動維持 30 分鐘~1 小時以上，一周總運動次數至少 3 次以上。

	基礎版	進階版	
適合人群	運動頻率不高， 45歲以上	有運動基礎， 強烈希望塑形好身材	
動作選擇	大肌群 （動作1，2）	綜合（動作1，2，3，4）	
視運動成效需求 決定重量與 每組動作次數 （做到沒力為止）	肌耐力 自重或增加1~2kg 15~20次/組	塑形 +少重量 15~20次/組	增大塊肌 +中重量 8~12次/組
重量選擇	自重， 增加難度：小水瓶	增加難度：彈力帶，大啞鈴	
每個動作組數	4組	4組	
每組之間休息	≤1分鐘	≤20秒，或完全不休息	
運動總時長	＞30分鐘	＞30分鐘~1小時	
每週總運動次數	＞3次	＞3次	

設計屬於你的強效「易瘦體質」增肌計劃吧！

設計屬於你的運動 "加速燃脂引擎" 吧！

運動安排卡				
運動時間 (幾點-幾點)	動作選擇	重量選擇	每組動作次數	動作組數
例：週一 晚餐後	1.踩箱子	左右各3kg	20次	4組
	2.仰臥抬腿	自重	15次	4組

常見問題：
運動後到底要不要補充飲食？

醣類、蛋白質、油脂、水與運動飲料的運動飲食建議

　　增肌運動需要以葡萄糖作為原料，所以一定要在正餐後 45 分鐘後進行訓練，增肌效果會更好。運動中，一般人可以在不額外補充飲食的情況下利用消耗體內儲存的肝糖維持大約 70 分鐘的低強度或中強度的運動，**所以如果你的運動類似瑜伽、慢跑、基礎增肌訓練，這種低或中強度的運動，是不需要額外增加醣類分量的**。除非你的體質本身就屬於血糖偏低，或你在設計自己的飲食方案時將每日攝取醣含量定的比建議量更低，以至於肝糖儲存量很少，很快就容易出現疲勞無力感時，請根據你自己的血糖波動狀態，在血糖低於平穩範圍時的運動前或中或後，補充 1 份醣以恢復血糖平穩，切勿大量爆醣，導致血糖震盪。

　　（特別注意有些女生為了減肥效果明顯而極度限制醣的分量，這樣進行增肌運動不僅容易疲勞無力無法堅持，增肌成效也會不彰，正確分量的醣才會讓人美麗而健康，過度限制或大量食用都不適宜。）

　　如果你的訓練時長超過 1 小時、有明顯喘氣或大量流汗，表示訓練強度比較大時，若在非正餐後運動，可在運動前 1 小時內適量增加 1 ～ 2 份醣，欲增加的醣量應視將要運動的強度而定，並避免血糖震

盪。運動強度越大血糖越容易消耗，在我們的運動血糖研究中顯示，讓運動中血糖不低於 100 ～ 120mg/dl，增肌訓練效果較佳。

　　如果你是長時間的高強度運動愛好者，例如：跑全場的籃球、馬拉松、鐵人三項等等，可在運動前的正餐適量增加 1 ～ 2 份醣，直到運動前這些醣會轉化成肝糖儲存起來，這些可以被理解成比賽或訓練中你的油箱「剛加滿的燃料」，這些滿油箱的油可以支撐你前段的運動表現。接下來你可以在運動過程中間歇性的補充含醣的飲品，確保血糖在運動全程維持在 100 ～ 120mg/dl 的理想濃度，這樣的血糖會讓運動表現與活力保持更佳！

　　高強度運動中補充時機請根據自己的血糖波動判斷，當血糖快滑落出理想濃度或低於平穩範圍時即可適量補充，大約為運動每 15 ～ 20 分鐘一次。

運動中含醣飲品的選擇：

　　高強度運動需要立即的能量補充，所以相較之前在含醣類食物篇章中學習的，選擇優質低升糖食物（慢升糖食物）能使你的一整天血糖平穩，高強度運動像是踩著油門的賽車，反而需要適量補充一些能中速或快速升糖的食物燃料 。補充一點快速升糖的食物能讓高強度的運動血糖及時上升至理想範圍，而補充中速升糖的食物能拉長運動血糖保持在理想濃度的時間。不論食物或飲料，依然建議以原型食物製成的為主，退而求其次才使用運動蛋白粉，高糖運動飲料、碳酸飲料等加工食品。自備食物或飲品的選擇可以是：

1. 含醣類主食測試時會讓你血糖飆黃燈的食物與飲料為中速升糖食品。

2. 含醣主食測試時會讓你血糖飆紅燈的食物與飲料為快速升糖食品。

3. 自製半糖巧克力牛奶（含有醣類、蛋白質、油脂、電解質、維生素豐富營養）。

4. 將高糖運動飲料進行 1：1 或 1：2 的兌水稀釋等等。食用與飲用的量請根據運動中血糖保持理想濃度與運動後血糖保持平穩為準，切勿過量補充，避免大量飲用高升糖飲品導致血糖震盪。

　　（P.s. 一些專業訓練運動員會在高強度訓練中完全不進行醣類補充或使用低醣策略，這種訓練法會讓運動員的代謝靈活度提升，訓練高強度運動時能更多的以脂肪供能，以提高比賽時能同時以葡萄糖與脂肪同時供能的最佳表現。此為「碳水循環」訓練中的一種方式。）

運動中的喝水補充：

　　增加運動量會增加汗水排出與加速新陳代謝速度，水分充足能保證新陳代謝更加順利的運轉，所以補充足夠的水分是非常必要的，增加運動的當天水量請用此公式計算：體重（公斤 kg）x 40 ～ 50cc= 當日需求總水量。如果你的運動強度比較大，出汗量大，部分電解質也會隨著汗液流失，電解質失衡會給人造成運動後無力、惡心等感受，你可以選擇運動中與運動後補充電解質水以維持體內電解質平衡。電解質水不需要高昂的代價，你只需要在水中放入 2 ～ 3 顆高品質粗海鹽即可，也可以在你自製的高強度運動含醣飲中加 2 ～ 3 顆粗海鹽。運動中必須少量多次的補水。

運動前/中/後，到底吃不吃？

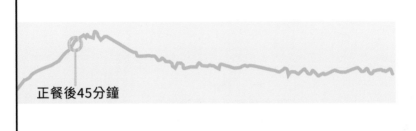

（一般人）中低強度運動

正餐後45分鐘

運動前	只需多喝水，	一般人在正餐後45分鐘後做中低強度運動
運動中	不需額外補充飲食	（小於1小時，強度7分以下），
運動後		血糖應該保持平穩，不需額外補充

*運動前：若為**非正餐**後45分鐘運動，則運動前1個小時內是否進行補充。
　　　　　例如：晚上10點要去夜跑，則9點時無需補充飲食。

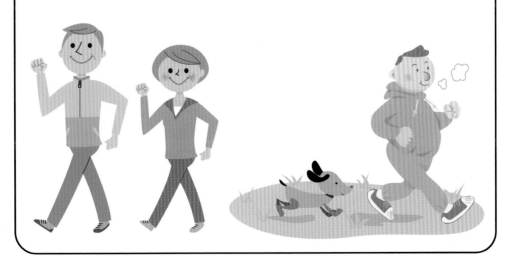

(容易低血糖、極低醣飲食者) 中低強度運動

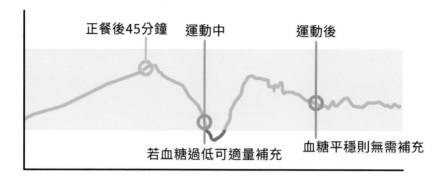

體質血糖偏低者或飲食中含醣量比本書建議量更低者,在進行低或中強度運動前/中/後,依血糖波動高低狀態決定是否補充1份醣,使血糖平穩。

運動前	多喝水,
運動中	視連續血糖波動
運動後	適量補充1份醣

*運動前:若為**非正餐**後45分鐘運動,則運動前1個小時內是否進行補充。
　　　　例如:晚上10點要去夜跑,則9點視血糖高低決定是否補充飲食。

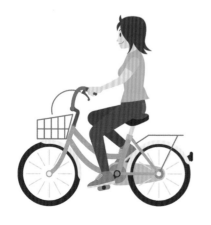
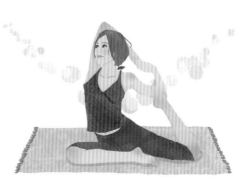

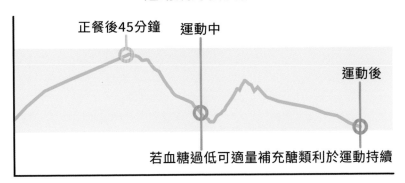

運動訓練強度較大

正餐後45分鐘　運動中

運動後

若血糖過低可適量補充醣類利於運動持續

訓練強度大 (時長超過1小時、明顯喘氣或流汗量大)，
在運動前的正餐或非正餐可適量增加1~2份醣，
以確保運動中血糖不低於在100~120 mg/dl，
可使增肌效果較佳。

運動前	在高強度運動前1個小時內的正餐或非正餐，可根據運動強度適量增加1~2份醣，份量適當，勿使血糖震盪

運動中	喝電解質水，若血糖低於理想範圍，再補充醣類

運動後	補充醣：蛋白質＝1份：1份，或直接吃正餐，請勿血糖震盪

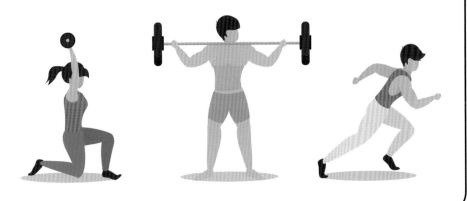

長時間的高強度運動愛好者

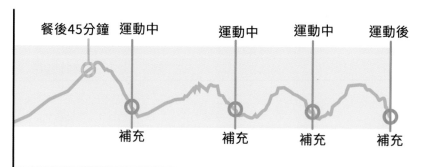

餐後45分鐘　運動中　　運動中　　運動中　　運動後

補充　　　　　補充　　　補充　　　補充

若你是長時間的高強度運動愛好者，可以在運動過程中間歇性的補充含醣的飲品，確保血糖在運動全程維持在100~120 mg/dl的理想濃度，這樣的血糖能讓運動表現與活力保持更佳！

運動前	在高強度運動前1個小時內的正餐或非正餐，可根據運動強度適量增加1~2份醣，份量適當，勿使血糖震盪
運動中	喝電解質水，並視連續血糖波動情況間歇性適量補充將血糖維持在100~120 mg/dl理想濃度
運動後	醣：蛋白質＝1份：1份，或直接吃正餐，請勿血糖震盪

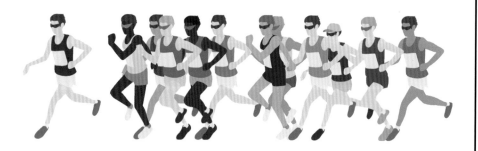

蛋白質補充：

另外，所有增肌運動都需增加每日總蛋白質的補充，每日總蛋白質的需求分量計算公式如第 137 頁，運動強度越強，每公斤體重所需的蛋白質攝取量就越多。

運動後補充時機：

運動後請在 30 ～ 60 分鐘內完成最後補充，這是運動補充修復最佳的有效時間，再往後越晚補充將減少修復效果，運動後可選擇蛋白質：醣＝1：1 的食物組合補充或直接吃正餐（1 份蛋白質：1 份醣、2 份蛋白質：2 份醣以此類推）。在血糖平穩的狀態下這樣的營養比例增肌減脂的效果較佳，因為胰島素是一種合成荷爾蒙，能夠協助營養素進入細胞合成與儲存，胰島素不僅能幫助葡萄糖儲存進入細胞也可以幫助蛋白質吸收，適量的醣可以喚醒一些胰島素更有效率地幫助你的細胞將補充進去的蛋白質合成肌肉。一些害怕高強度運動後一吃就胖的女生不要擔心也不要感到罪惡，恰恰是高強度運動後正確的補充才可以幫助身體加速恢復，幫助增肌減脂，不會儲存成脂肪。我們不需要過分害怕胰島素的升高，如此害怕高升糖的食物，而是在適合的時間點、合理的運用它們反而可以激發出最佳的減脂增肌與健康效果。

醣 1：1 蛋白質含量的食物組合例如：

· 握壽司（剛好攝取到飯中醣和好魚中的蛋白質與好油脂）

· 香蕉＋豆漿（香蕉含鉀與鎂，能緩解運動後的抽筋）

· 吐司＋蛋

· 雞腿肉墨西哥卷

· 滷味或鹹水雞

· 鷹嘴豆泥（鷹嘴豆的含醣分量：含蛋白質分量約為 1：1，康妮製作的鷹嘴豆泥是瑞莎的最愛，有濃郁奶油香氣，口感絲滑綿密！食譜在康妮的美食最減肥中）

· 自製巧克力牛奶（每 240cc 全脂牛奶中，含醣分量：含蛋白質分量約為 1：1。避免選擇低脂牛奶，因為低脂牛奶提取出脂肪後，勢必會失去牛奶的香氣與口感，所以廠家可能會增加更多的澱粉、添加劑與糖以還原本味與濃郁口感，反而更不利於健康。如果你沒有乳糖不耐症、酪蛋白過敏，而且非常喜歡喝牛奶，又礙於低醣飲食要減少糖的攝取量而減少了喝牛奶的機會時，你可以選在運動後進行補充與享用）

運動後還可以多吃：

青背的好魚（背部呈現青綠色的魚種，像是鯖魚、沙丁魚、鮪魚、竹筴魚），因為這些好魚中不僅含有優質蛋白質還含有 Omega3 好油，Omega3 有抗發炎的作用，能加速恢復運動隔天的肌肉酸痛。（具體 Omega3 的魚種選擇、吃法與製作方式將在康妮的美食最減肥詳解）

運動後30~60分鐘內這樣吃，增肌減脂更有效！

醣類食物
幫助增肌

香蕉、吐司、
握壽司、
自製巧克力牛奶...

+

蛋白質
增肌

溫泉蛋、豆漿、
優格、鷹嘴豆泥、
滷味、鹹水雞...

+

Omega-3
抗發炎

鯖魚、沙丁魚、
鮭魚、秋刀魚、
亞麻籽油、核桃...

醣類食物：蛋白質＝1：1，加Omega3油脂能讓肌肉恢復效果更好

我的筆記

 **最後，請總結並打造專屬於你的「精準減肥運動方案」吧！** 請根據表格中橘色字提示完成白色區域填寫

		運動時間	你選擇的運動類型
運動	至少2選1	餐前運動	例如：晨跑
		餐後45分鐘運動	例如：瑞莎的增肌4動作
	每天堅持	餐後多走動，避免直接睡覺，	

運動強度選擇	運動時長 (分鐘/小時)	一周幾次 (共＞3次)
6~7分	＞30分鐘	
7~9分或 增肌安排好的重量	＞30分鐘	
保持活力，例如：站立工作、遛狗		

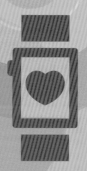

驗收成效：
精準減肥全攻略設計表

你的完整「精準減肥飲食與運動全攻略」已經製作完成！

在第一章第 154、190 頁中，你已完成「精準減肥飲食方案設計」，在第二章第 246、247 頁中，你也已經完成「精準減肥運動方案設計」。將飲食和運動在第 250、251 頁綜合起來，**這就是專屬於你個人體質和生活方式的「精準減肥」完整全攻略！**

你自己才是最了解自己體質、飲食、運動、生活方式與習慣的人。只有經由你自己的設計，才能製作出最適合自己，並且能夠有效達成的精準減肥計劃。接下來就堅持 14 天，看看你的體重、體脂與腰圍到底能瘦了多少吧！

14天 "精準減肥" 成效卡

測試項目	體重kg	體脂%	腰圍cm
開始日期 ___ / ___			
結束日期 ___ / ___			
14天 "精準減肥" 計劃成效			

連續血糖機碳索與挑戰項目卡總覽

1.碳索計劃

· 你以往常吃的美食與餐點

2.主食排行榜

· 你最愛吃的主食與飲料

· 你認為"健康"而多吃的食物

· "不健康"而不吃的食物

· 下午"偷吃一口"對血糖的影響

3."降糖解方"紅燈變綠燈

· 飲食順序

· 減少含醣類食物分量

· 減少加工類食物

· 增加蛋白質

· 增加蔬菜

· 增加油脂

4.專屬於你的飲食方案設計

· 試試均衡的一餐

· 試試平穩血糖的早餐

· 試試平穩血糖的一天

5.外食挑戰

· 超商平穩血糖

· 火鍋平穩血糖

· 自助餐平穩血糖

· 應酬平穩血糖

· 聚餐平穩血糖

6.試試降糖食物

· 抗性澱粉、醋、肉桂
　薑黃、益生菌

7.有效降糖的生活習慣

· 餐前或餐後45分鐘走路/運動 VS 餐後睡覺

· 找出並吃對你的代謝時間

· 增加睡眠品質與減少壓力

· 168斷食、減少餐數

*其他影響血糖的因素：
如經期、血糖藥、類固醇、避孕藥都可能影響血糖波動

專屬於＿＿＿你的名字＿＿＿的精準減肥全攻略

飲食		水	蛋白質
	適合你的食物種類	脫水飲料需再補1.5杯水	你可以接受多吃的蛋白質
	你的每日建議分量	體重×30~40cc 或檢查尿液呈淡黃色	＿＿份
	飲食順序	整天補水 ✔	
	最佳代謝時間		
	每日餐數+ 每餐分量安排	例如: 每日2餐 選擇吃早餐與午餐	早餐: 蛋白質2份 午餐: 蛋白質4份
	斷食時間安排		

運動		運動時間	你選擇的運動類型
	至少2選1	餐前運動	例如：晨跑
		餐後45分鐘運動	例如: 瑞莎的增肌4動作
	每天堅持	餐後多走動，避免直接睡覺，	

油脂	蔬菜	含醣類食物
你喜歡的油脂 以及Ω3	你可以接受 多吃的蔬菜	適合你的醣類食物

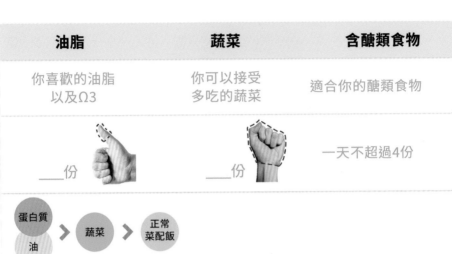

＿＿份	＿＿份	一天不超過4份

蛋白質 / 油 > 蔬菜 > 正常菜配飯

例如: 午餐12點代謝最好

早餐: 油脂2份 午餐: 油脂3份	早餐: 蔬菜2份 午餐: 蔬菜3份	早餐: 醣類1份 午餐: 醣類2份

例如: 8:00早餐~16:00前結束進食，
進食時間共8個小時，斷食16小時

運動強度選擇	運動時長 (分鐘/小時)	一周幾次 (共＞3次)
6~7分	＞30分鐘	
7~9分或 增肌安排好的重量	＞30分鐘	

保持活力，例如：站立工作、遛狗

GOURMENT

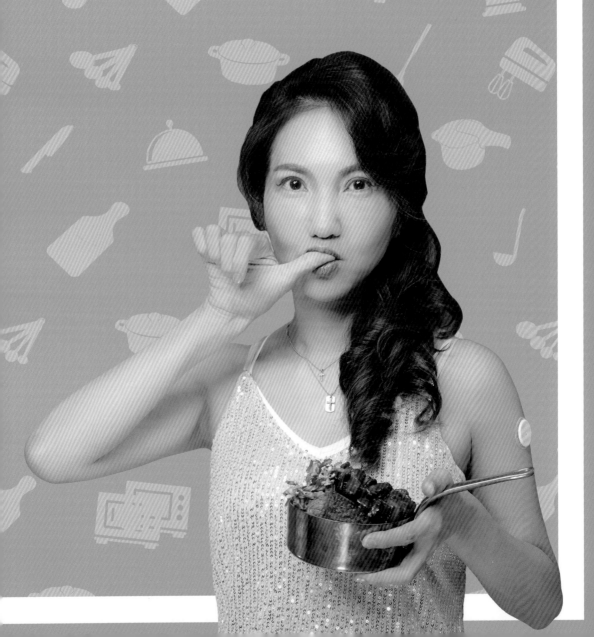

第三章

康妮美食最減肥

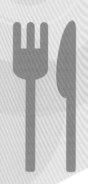

什麼是烹飪醫學？

　　你是不是常有這樣經驗，有了病痛好不容易打聽到名醫掛號去看診，到醫院排隊等待多時，終於輪到你自己，可是繁忙的醫生大概只花三分鐘問診，制式化的問你幾個基本問題，就請你到外面等藥單和下次的預約時間。

　　在慢性疾病的治療過程中，醫生比較容易做到現有症狀的控制，但很難達到根治的醫療效果。目前的醫療資源與制度下，醫生沒有時間與你詳細討論生活方式和飲食習慣。吃藥並不是改善或根治慢性病的唯一方法，最重要的應該是如何去改善飲食和生活習慣，因為疾病源自於我們生活中每天做出的數百種選擇，醫生不能 24 小時陪伴、觀測、告知選擇。我們自己應該學會吃哪些對的食物，如何採購適合自己的好食材，如何正確烹飪美味又能保留食材營養的廚藝，並且要懂得如何挑選外食的種類和餐館等等，才能確保我們吃的營養又健康。人生何其漫長，這絕對是我們必須要認真學習的生活課題。

　　如果想瘦想健康，我們知道要吃對食物和好好生活。詢問醫生如何吃，醫生常常回答會是：「清淡飲食，吃健康一點，規律運動……」，哈哈，聽懂了嗎？到底應該如何落實？標準在哪？網上的標準真的適

合你嗎？怎樣做才可以更實際落實而不只是空泛的建議？

　　大多數醫生確實知道如何看診開處方，但對於如何上市場買食材，如何在廚房裡烹飪調理並不一定嫻熟。因此，我們無法寄望醫生可以在看診的幾分鐘內，還要他教會你怎麼用飲食的方法來長期維護你的健康和改善你的慢性病。

　　「透過飲食改善健康，是將食物和飲料作為基本的保健技術，讓患者能夠安全健康並愉快地享受美食照顧自己。」這是開創「烹飪醫學（culinary medicine）」的約翰拉普馬美國醫學博士（Dr John La Puma）提出的概念。而康妮也希望能將這個享受美食與健康的飲食方法積極分享給更多的朋友與有需要的人們。

　　2016 年以色列進行一場大型的千人血糖測試，名為「個人化營養計畫」（Personaolized Nutrition Project），這場實驗幾乎顛覆了傳統營養科學。測試者被逐一驗證飲食對個體化血糖的差異與真實關係。

　　要健康、要減肥不是計算卡路里就會成功的數學題；而是一門因人而異，充滿變數的科學實證題。吃對比少吃，絕對來得更重要！

　　在前面章節中，相信你已經了解連續血糖機對於飲食和減重的關係。很幸運地我們能利用這項現代科技，讓我們更專注於如何針對每個不同的人給出「精準的個人化營養飲食」，而非一味根據傳統制式的量表來規定營養素，這樣既考慮食物，又考慮到食用者本身的身體特質反應，這才是未來的新營養學。

有些夥伴會排拒食物檢測，説：這把年紀，吃美食多享受，再經過檢測出來這不能吃哪不能吃，人生有何意義？

喜歡的食物是靈魂的慰藉，療愈的最佳方法。

康妮希望朋友們能藉由硬數據的監控，輕鬆了解，食物對自己身體的健康影響。並且最棒的點是，紅燈食物不是不能吃，而是我們要把所謂紅燈食物，利用減量、飲食順序、多走走、增加加益生菌的培養、或換家外食餐廳等等的方式，從紅燈轉綠燈！康妮瑞莎的方法真的很多哦！如此，就能讓你達到即享受自己喜愛的美食又健康樂活，不只吃3～5年就被醫生宣佈都不能吃，而是還要長長久久地開心吃！

接著康妮戴上連續血糖機，將與大家分享如何開始你的個人化飲食營養計劃，用CGM的硬核數據來告訴你如何選擇適合自己的食物。

加上康妮曾是廚藝總監，因繁忙卻又對口味執著，所以非常重視方便與美味並針對這兩個需求研發。康妮在書中的食譜都是精煉過的，方便簡單輕鬆，不管主食或甜點，都會給自己猶如必比登或米其林的驚豔，是名副其實的康妮美食最減肥。

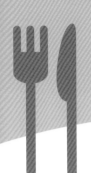

含醣類食物
——控醣主食更好的選擇與代替方案

在我們的飲食文化下，大多數人都習慣吃香糯米飯，Q 彈麵食，甜蜜的點心……這些都是最療愈的美食，強迫自己都不吃那絕對是神仙，那該怎麼辦？康妮有 2 大方法。

方法一：循序漸進的減量

從一餐 2 碗主食到一餐 1 碗，再變成 2/3 碗，到最後一餐可以長期習慣半碗主食，這樣循序漸進的每一次改變，都是為健康而邁出的一大步！

若你也與康妮一樣是甜點控、螞蟻人，曾經一個下午就能自然的吃掉一個蛋糕或一整個肉桂卷等等甜點，那現在你要記住一個口訣「切切切」！康妮家有 4 口子，就將一個甜點，切成 1/4 小塊，留在正餐後與家人一起分享，既滿足味蕾，又不會過量。自己私吞甜點會發胖，記得與你的家人或朋友共享美味哦！

方法二：含醣類食物代替方案

　　若你難以改掉吃主食的習慣，那就換一種「主食」吧！以下是康妮實用的主食替代方案：

1. 白飯	→	花椰菜米，蒟蒻米，糙米藜麥飯，滾水煮飯
2. 豆皮壽司	→	高蛋白壽司
3. 麵條	→	豆干絲
4. 麵包	→	低醣麵包
5. 餃子皮	→	千張皮
6. 土豆泥	→	鷹嘴豆泥
7. 勾芡類、羹類	→	用寒天粉（aga）取代太白粉或樹薯粉
8. 牛奶	→	用新鮮動物性奶油
9. 白糖或蜂蜜	→	赤藻糖醇、羅漢果糖等天然代糖（避免人工甜味劑）

1 白飯代替：高蛋白藜麥糙米飯、焗烤花椰菜米

白飯可以用花椰米、蒟蒻米或藜麥混合糙米替代

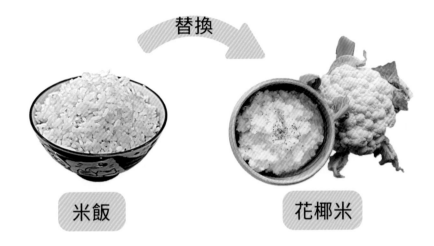

替換

米飯　　　　　　　　花椰米

　　花椰米和蒟蒻米：降低了白飯的含醣量又增加了大量纖維，這些都有成品出售，採購後放冰箱，食用非常方便。很多朋友不愛吃花椰菜米，那你一定要試試康妮的焗烤花椰菜米！

　　藜麥混合糙米：糙米富含的微量元素與纖維比白米多。藜麥的蛋白質平均含量是 22%，有超級食物之稱。用高蛋白藜麥替換一定比例的高含醣糙米，能降低一份主食的含醣分量，並增加蛋白質的補充。我通常會採用藜麥：糙米 =1：2 的比例。

　　康妮還有私房瘦身米飯，不用花大價錢買日本低 GI 電鍋，祕密在於用滾水放入一般的電鍋炊煮，可以加速米飯熟成，減少糊化從而降低升糖指數。做法是：水量和一般煮飯一樣（因為電鍋不同，可以

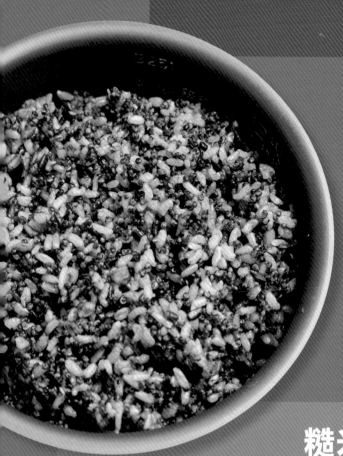

自己嘗試調整水量），把一般冷水，換成滾水。但為維持滾水溫度，一次至少要煮 3 杯米。原理是滾水可以讓米粒表面殺青，讓酵素失去活性，保留飯粒 Q 彈，降低 GI 值。煮熟後可以分小包裝冷凍，要食用之前再加熱解凍，口感維持不變。

糙米藜麥飯

食材

糙米一杯　　黑糙米一杯　藜麥一杯　　滾水三杯

做法

1. 糙米與藜麥洗淨後，泡水 30 分鐘。
2. 將混合瀝乾的米放入電鍋，沖入滾水三杯，一起炊熟即可。

TIPS

炊熟後，務必倒到大盤鋪平放涼，用烘焙用紙分裝成小包裝，每包含有每一餐需要吃的分量。包好後直接冷凍，食用之前再加熱解凍即可，口感維持不變。這樣的冷凍飯又是抗性澱粉，再次減低 GI 值。

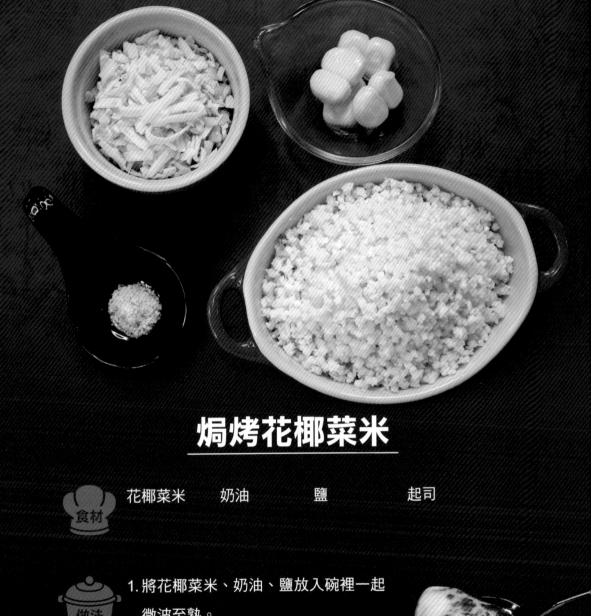

焗烤花椰菜米

食材　花椰菜米　　奶油　　　鹽　　　起司

做法
1. 將花椰菜米、奶油、鹽放入碗裡一起微波至熟。
2. 將起司鋪在加熱過的花椰菜米上,再次微波至起司融化即可。若喜歡表面再焦香些,可用噴火槍來把熊熊大火,即可有誘人的起司焦香。

2 壽司代替：日式毛豆藜麥壽司

豆皮壽司可以做成高蛋白壽司

　　將壽司米替換成藜麥黑米與毛豆，就能將這個高醣美食替換成高蛋白美食！

日式毛豆藜麥壽司

食材

燙熟的毛豆 50 克　　煮熟的藜麥 50 克

檸檬汁　　　　　　市售壽司皮 50 克　　些許芝麻點綴

做法

1. 滾水把毛豆川燙約一分鐘。

2. 將藜麥加水煮 3 ～ 5 分鐘，冒出小芽即可。

3. 把毛豆和藜麥混合後，淋上少許檸檬汁，拌勻，塞進壽司皮中即可。

TIPS

如果沒有壽司皮，你也可以用油豆腐皮，加醬油、水和少許赤藻糖醇煮入味替代。

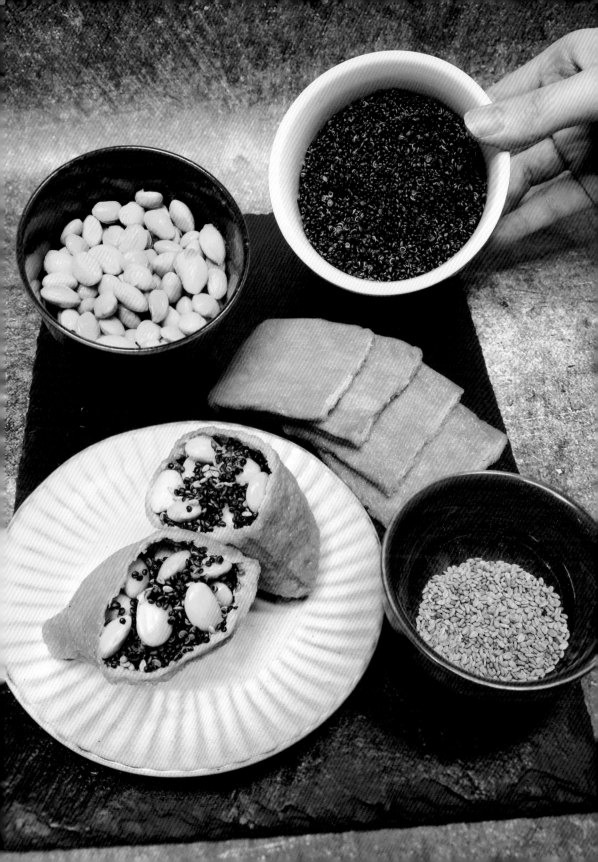

3 涼麵代替：豆干絲芝麻醬涼麵

面條類可以用豆干絲替換成無醣主食

豆干絲的外形與麵條一致，口感雖卻不像麵條 Q 彈，但還是可以依個人喜好的軟硬度燙過，有類似麵條的咀嚼口感，當做主食吃，還可增加大量蛋白質的營養，而且重點是可以增肌不會增胖！

替換

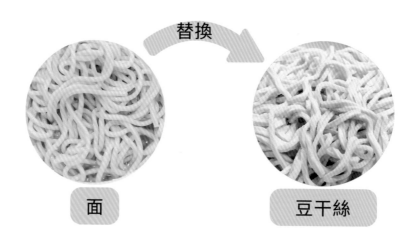

面　　　　　　　　　豆干絲

豆干絲芝麻醬涼麵

食材

雞胸肉 100 克，切絲　　　黃瓜絲 2 條，切絲

芝麻涼麵醬　　　　　　　豆乾絲 50 克，燙熟

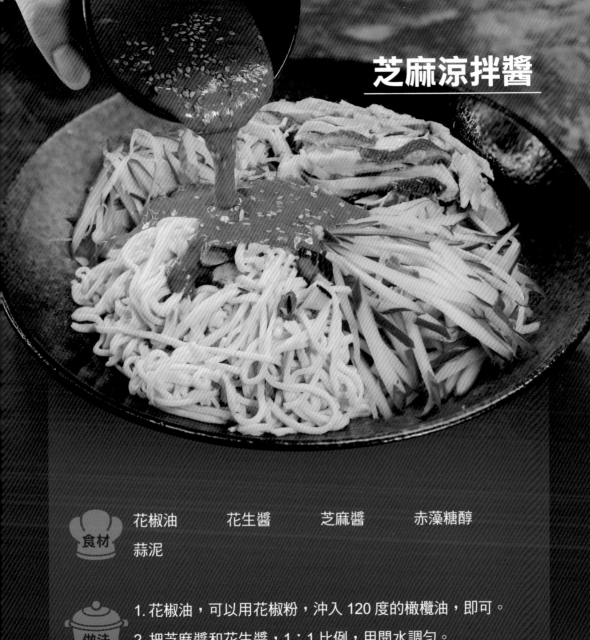

芝麻涼拌醬

食材

花椒油　　　花生醬　　　芝麻醬　　　赤藻糖醇

蒜泥

做法

1. 花椒油，可以用花椒粉，沖入 120 度的橄欖油，即可。
2. 把芝麻醬和花生醬，1：1 比例，用開水調勻。
3. 加入花椒油和蒜泥和赤藻糖醇即可。
4. 將所有食材放入碗中，帶入芝麻涼麵醬即可。

4 湯麵代替：雞湯干絲面

雞湯干絲面

食材　　金華火腿絲　　　　雞腿一隻　　干絲 100 克

做法　　1. 雞腿去骨，把骨頭和金華火腿切絲，下鍋熬煮大約 40 分鐘
　　　　　　　後，放入豆干絲煮，視個人喜好豆干絲的軟硬度起鍋即可。
　　　　　　2. 雞腿切塊在高湯裡煮 2 ～ 3 分鐘。

TIPS　　如果沒有金華火腿絲，可省略不用，若希望高湯更鮮美，多加
　　　　　一個雞架子熬煮。

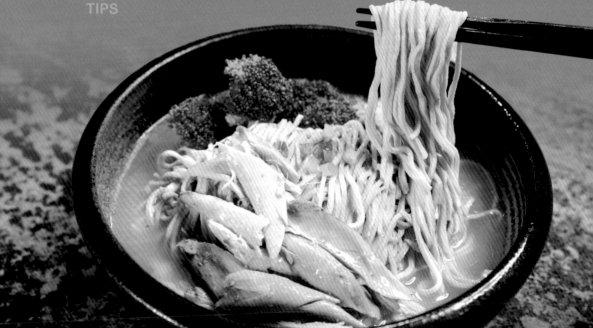

5 麵包與漢堡代替：低醣乳酪香蒜麵包

　　喜歡吃麵包或漢堡的朋友，一定要試試康妮的的低醣蒜香麵包！

　　這個是康妮試過口感最好的低醣麵包，香蒜與濃郁的起司香氣撲

鼻而來！起司富含天然油脂，有幾位習慣性便祕的朋友們每吃必順，

更是大力推薦，快來試試吧！

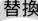
替換

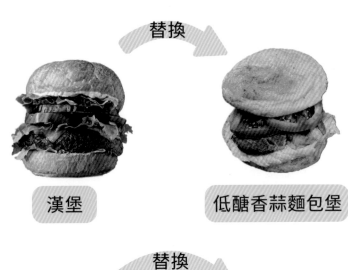

漢堡　　　　　　低醣香蒜麵包堡

替換

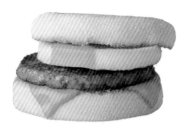
漢堡

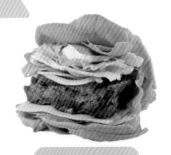
蔬菜夾肉

乳酪香蒜麵包

a. 烘焙用杏仁粉 30 克　　　b. 洋車前子粉 8 克

c. 粗粒黑胡椒粉　　　　　　d. 新鮮大蒜切碎

e. 葵花籽　　　　　　　　　f. 鹽 1 茶匙

g. 酵母菌 2 小匙

h. 莫紮瑞拉乳 mozzarella cheese 200 克

i. 奶油乳酪 Cream cheese 55 克

j. 蛋一個

1. 將 a ＋ b ＋ c ＋ d ＋ e ＋ f 粉類混合，另外將 g 酵母菌加點水讓它先自行發酵。

2. 把 h 莫紮瑞拉乳酪加溫 100 度融化，可以牽絲出來後，加入 i 奶油乳酪混合，加入 j 全蛋，加步驟 1 的混合粉，加入已經發酵的 g 酵母菌，攪拌到完全混合，依個人胃口大小把全部麵團分成 4 ～ 6 個整形成漢堡麵包狀，放入烤箱，發酵 30 分鐘。

3. 把溫度設置到 175 度，烤成金黃色即可。

4. 把麵包切開，在其中夾入自己喜歡的漢堡食材，例如：番茄、烤肉片、豬排、生菜、洋蔥等。

5. 可以批量多做一些，放冷藏保存幾天。

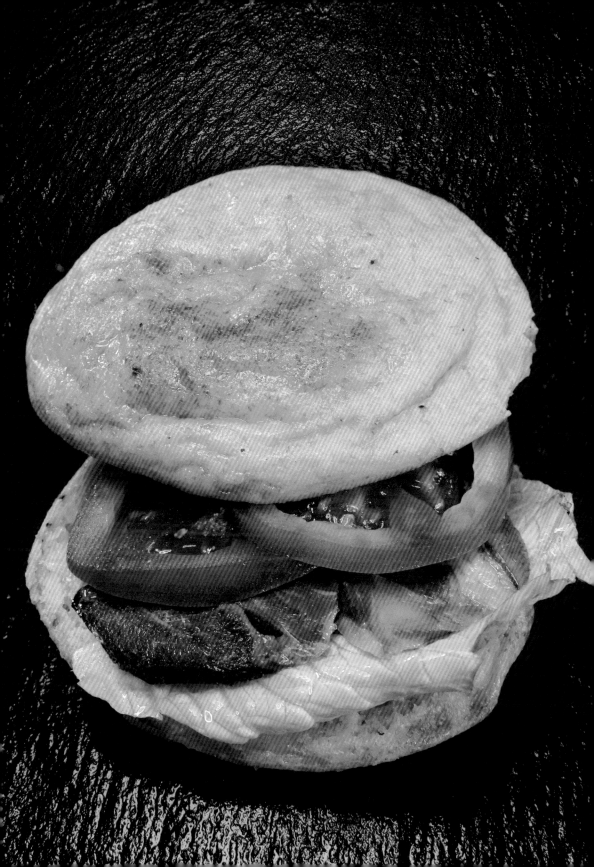

6 水餃代替：豆腐皮蒸餃

水餃、餛飩皮可以用無醣千張皮替代

千張皮是由黃豆製成，薄如紙、可透光，也被稱為大豆紙、豆腐皮，市面上販售許多不同尺寸，也可自行用剪刀裁切成合適大小和形狀。用它來代替餃子皮、和春捲皮，增加蛋白質又能減少醣的攝入，製作時它不像面粉皮那樣有彈性可以按壓黏住，所以康妮會用點雞蛋白塗抹在千張皮的封口處。包好的千張餃可以蒸煮或油炸，一口一個、小巧玲瓏又非常鮮嫩。

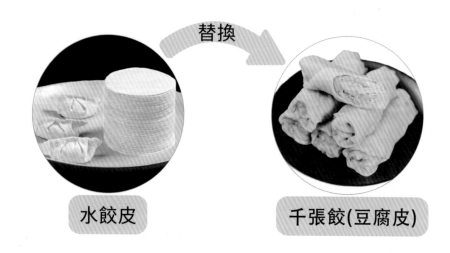

替換

水餃皮　　　　　　　千張餃(豆腐皮)

豆腐皮蒸餃

豬絞肉 200 克　　蝦米 20 克

蔥 40 克　　　　千張皮

雞蛋一個

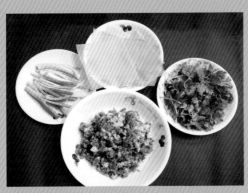

1. 絞肉、蝦米泡軟剁碎，加入蔥花、少許鹽、胡椒粉、雞蛋、少許水，混合均勻。
2. 把千張裁成適當尺寸（10x10cm），包成自己喜歡形狀，用蛋白封口。
3. 把包好的餃子排好，放入蒸鍋蒸熟即可。

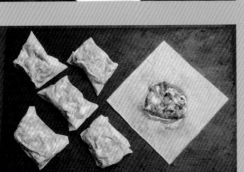

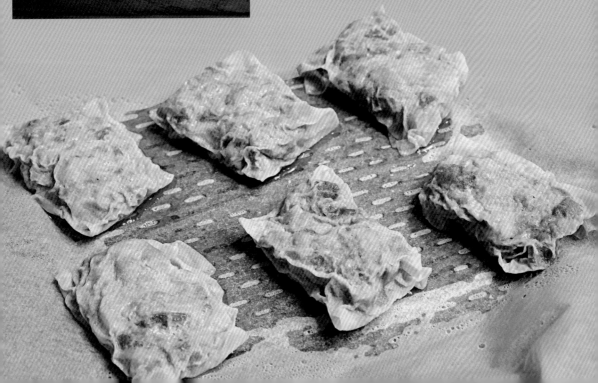

7 土豆泥代替：鷹嘴豆泥

土豆泥可以用高蛋白鷹嘴豆泥代替

　　鷹嘴豆被號稱是超級食物之一，它的蛋白質含量高，還有豐富的微量元素，非常適合增肌。而且康妮覺得鷹嘴豆泥反而比土豆泥更香醇綿密，更美味！牙口不好的長輩與愛吃薯條或馬鈴薯泥的朋友都對康妮的鷹嘴豆泥欲罷不能！

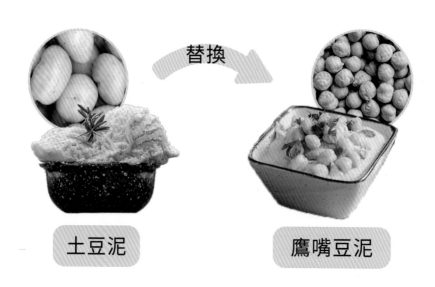

替換

土豆泥　　　　　　　　鷹嘴豆泥

鷹嘴豆泥

食材　鷹嘴豆 100 克　　　鹽 2 茶匙　　鮮奶油 40ml
奶油（黃油）5g

做法
1. 鷹嘴豆洗淨，浸入潔淨水中，置冰箱泡隔夜，第二天用電鍋蒸軟或爐火煮軟。
2. 趁熱加入鮮奶油、鹽、奶油，用調理機或果汁機打成泥，即完成。

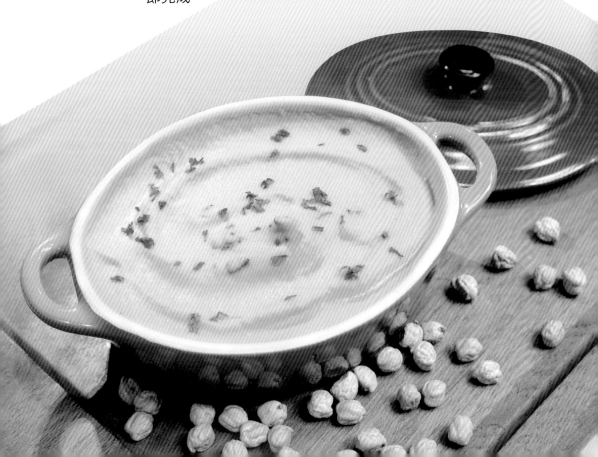

8　勾芡代替：寒天粉

避免勾芡用太白粉，換成寒天粉（Aga）

大家喜歡吃肉羹、魷魚羹、蚵仔麵線、還有各式濃湯，其中都有大量的澱粉勾芡，我們可以用寒天或洋菜來取代勾芡，100 克寒天只有 2.5 克的碳水，但太白粉 100 克卻有 84 克的碳水。

9　牛奶代替：酪梨鮮奶油飲、特調肉桂奶茶

製作飲品時的牛奶可以用天然油脂鮮奶油代替

牛奶含有大量乳糖，非常容易讓血糖上升，減重時不適合多喝，而鮮奶油含有豐富的天然油脂。請務必選擇天然動物性的鮮奶油，而非含反式脂肪的植物性鮮奶油。動物性鮮奶油加入飲料時不僅比牛奶更醇香，不僅減少了醣類的攝入，還可增加好油脂的攝取，平穩血糖。因鮮奶油濃度高，取代時只需要牛奶的 1/3 量。

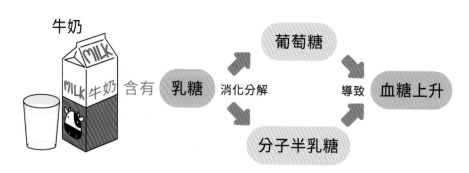

	淡奶油 (30ml)	牛奶 (100ml)
蛋白質	0.7 g	3.3 g
脂肪	12 g	3.3 g
-飽和脂肪	7.6 g	2.1 g
-反式脂肪	0.4 g	0 g
碳水化合物	1.1 g	5.4 g
-糖	1.1 g	5 g
鈉	9.6 mg	52.1 mg

　　另外，大家喝牛奶都希望可以多補到鈣，我們遇過最多的問題就是：如果減重時暫停喝牛奶，那要怎麼補鈣嗎？

　　在我們減肥的案例中，有一位年輕大學生體脂肪超過 30%，內臟脂肪 11 級，是嚴重肥胖。他的媽媽每天都會幫他準備水果和牛奶，自從開始減肥，我們建議他先每天只吃一份水果、停喝牛奶並用豆漿來替代。結果一周後他媽媽抱怨這位孩子：「你這樣不喝牛奶、不吃水果是不健康的！缺鈣怎麼辦？」

　　到底什麼是「健康」？這值得我們每個人好好思考：「牛奶」確實一直有「補鈣」、「健康」、「老人小孩都要喝」的健康形象，但那只是一個面向，就像你已經瞭解了「燕麥」，在你成功獲得牛奶來「補鈣」，或得到燕麥「降膽固醇」的好處之前，不知不覺中，更嚴重的發胖與高血糖問題早就已經找上門來了！所以食物營養、食物分

量控制與血糖控制必須同時考慮，每天都大量補充牛奶、水果或燕麥並不等於是健康的表現。所以建議你一定要佩戴一次連續血糖機，看看這些「健康」食品到底會對你產生多麼深遠的影響。

那不喝牛奶，該如何補鈣？

補鈣不一定必須來源於牛奶，還有更多食物的含鈣量甚至比牛奶更高。長輩擔心骨質疏鬆，與其多喝牛奶「得了鈣，卻壞了血糖」反而可以吃一些更高含鈣量的食物。請看食物含鈣量表格，同樣是 100 克的食材，牛奶的含鈣量排在最後一名，吃黑芝麻、蝦皮、海帶等等，都能比牛奶攝取到更多的鈣，你沒想到吧？

同樣100g含鈣食物	含鈣/毫克
黑芝麻	1479
蝦皮	1381
髮菜	1187
紫菜	352
野莧菜	336
黃豆	194
青仁黑豆	186
芥藍菜	181
紅莧菜	150
傳統豆腐	140
紅鳳菜	122
牛奶	116

酪梨鮮奶油飲

（比酪梨牛奶還香醇絲滑）

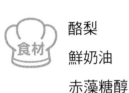 酪梨
鮮奶油
赤藻糖醇
冰塊
水

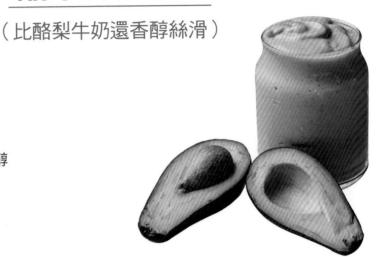

 將所有材料用快速果汁機打成濃果昔即可。

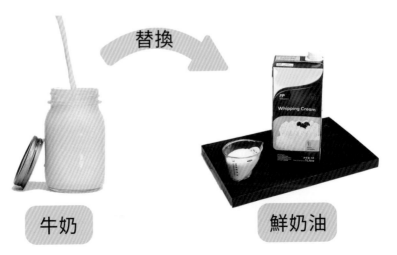

替換

牛奶　　　　　　　　鮮奶油

特調肉桂奶茶

食材　　紅茶包　　　鮮奶油　　　赤藻糖醇　　肉桂粉

做法　　熱水把紅茶泡開，然後依照個人口味，加入鮮奶油和赤藻糖醇，最後撒上肉桂粉。

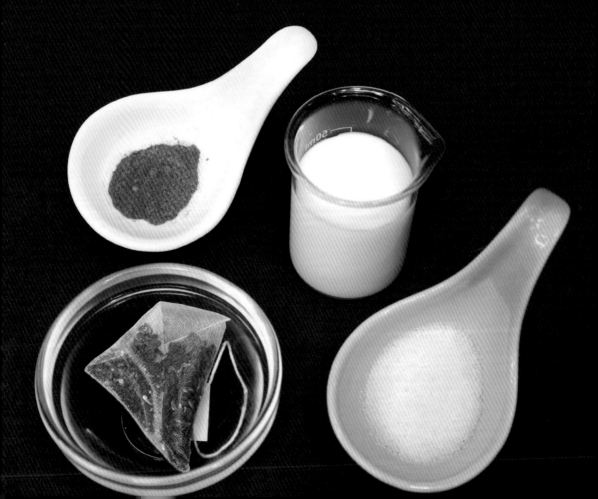

10　精緻糖代替：天然代糖

減少精製糖，用天然代糖替換

　　隨著健康意識提升，不論健康還是減肥都需要減少精製糖的攝取，但即便如此，大家依舊很難抗拒甜蜜的誘惑。現在市面上可以找到許多零卡、零負擔的代糖，能享受甜蜜滋味又無負擔；但真的是無負擔嗎？如何選擇好的代糖呢？

　　代糖可簡單分為 2 大類，天然來源與人工合成：

　　1. 天然來源類：甜菊糖、羅漢果糖、赤藻糖醇等等

　　2. 人工合成類：糖精、蔗糖素、阿斯巴甜等等

　　代糖有天然和人工合成之分，所謂的人工合成甜味劑，甜度通常比天然來源的糖高出數十倍、百倍，美國權威期刊 Natural 已證明：人工甜味劑不僅會破壞腸道益生菌，造成葡萄糖不耐，進而導致胰島素阻抗，嚴重甚至提高罹患癌症的風險。把你愛吃的包裝食品翻面吧！看看營養標示裡有沒有人工甜味劑。

　　另外，果葡糖漿並不是提取自水果，而是提取自玉米澱粉。雖然它是天然甜味劑，但它不會帶來飽足感，所以大腦不會下達吃飽的訊息，非常容易食用過量。而且最要注意的是它直接由肝臟代謝容易轉變成脂肪肝。你可能會告訴我，你從不用這些甜味劑，但你喝手搖飲與市售飲料嗎？果葡糖漿因成本低、易溶解、在 40 度以下越低溫甜度越高等特性，所以大量用於製作冰飲。

要想減肥與健康，當然要儘可能避免吃這些會傷害身體的食物，多加注意外食添加劑的安全性。而我常用的是天然來源代糖赤藻糖醇和羅漢果糖與椰糖，不太使用甜菊糖的原因是食用後有點苦味。當然使用代糖後康妮不是完全不使用蔗糖或砂糖，而是用代糖取代其中的一部分，因為我相信天然的食物還是好的、安全的，我們要做的只是減醣的分量即可。

(100g)	英文名	生產方式	卡路里	升糖指數	味道
赤藻糖醇	Erythritol	採用生物技術生產的新型發酵型低熱量甜味劑	0	1	有薄荷的涼味
羅漢果糖	Monkfruit sweetener	以羅漢果為原料的天然健康性甜味品	0	1	有黃砂糖的香氣
甜菊精	Stevia	萃取出高純度甜菊純糖苷製造而成	0	1	微帶苦味
椰花蜜醣（椰糖）	Brown coconut sugar	慢火熬煮椰子花汁所凝結的糖粒，過程中僅除去水份，保留下許多精製糖所沒有的礦物質	15	35	帶黑糖的糖香
白砂糖	White sugar	一般以甘蔗為原料，經過多道程序處理，製成的白糖。	398	110	甜味

　　康妮常用的天然代糖如：赤藻糖醇、羅漢果糖、椰糖等等，會根據它們不同的風味，做不同的烹飪與烘焙。烹調時需要加糖，我會選擇赤藻糖醇；當需要強調有點糖的香氣時，我喜歡用羅漢果糖。像製作甜品或優格想要有焦糖的香味時，我會選擇椰糖。

　　康妮非常喜歡椰糖，不僅香氣濃郁，其健康也是被美國糖尿病協會肯定。砂糖的升糖指數是 100，而椰糖的升糖指數只有砂糖的 1/3 為 35，是美國糖尿病協會推薦糖友使用的糖，它是在天然糖中升糖指數最低的，而且還富含維生素和礦物質。

　　聰明使用代糖，減肥與健康也可以吃到心甜！

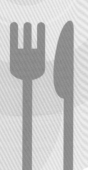

蛋白質
——平穩血糖更好的選擇與代替方案

蛋白質的選擇被分為 4 大類：豆、魚（海鮮）、蛋、肉。

蛋白質

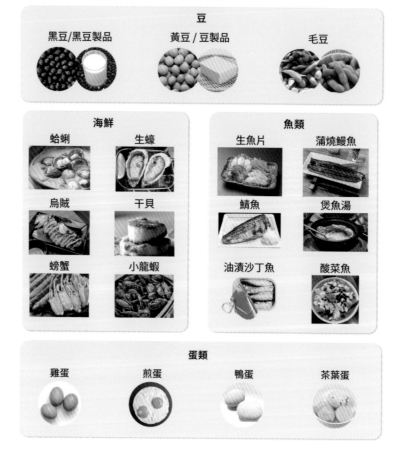

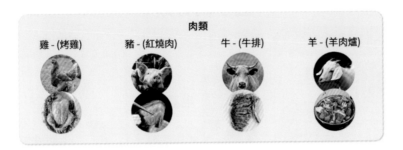

肉類

| 雞 - (烤雞) | 豬 - (紅燒肉) | 牛 - (牛排) | 羊 - (羊肉爐) |

1 豆類：膠原蛋白核桃濃豆漿

不是所有豆類都是蛋白質哦！只有黑豆、黃豆、毛豆、鷹嘴豆才是蛋白質。建議多吃黃豆和黑豆製品，例如：豆干、豆腐、豆包、豆漿（盡量是新鮮的，而非油炸，油炸含反式脂肪多）等等，都是非常棒的蛋白質，康妮每週都會採購大批不同種類的豆製品，做成不同口味的菜色給家人吃。平時可以製作一些鹽水毛豆，是非常好的原型蛋白質零嘴！

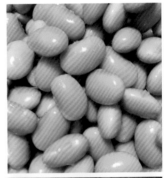

其他的豆類還可分為醣類食物與蔬菜類，請參考下一頁的表格分類：

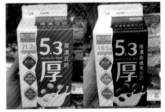

我們的案例中，有很多長輩都喜歡早餐吃一碗紅豆湯或綠豆湯，不論加不加糖，其實含醣量很高！血糖震盪會非常厲害！

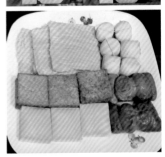

豆子的分類

全穀雜糧	蛋白質	蔬菜類

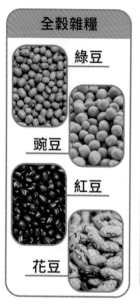

綠豆
豌豆
紅豆
花豆

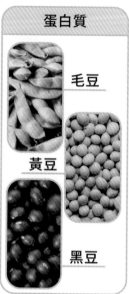

毛豆
黃豆
黑豆

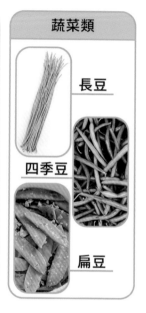

長豆
四季豆
扁豆

(100g)	黑豆	黃豆	鷹嘴豆	毛豆
蛋白質	37 g	35.6 g	19.4 g	14.6 g
脂肪	14.2 g	15.7 g	5.8 g	3.3 g
碳水	33.7 g	32.9 g	61 g	12.5 g
纖維	21.5 g	14.5 g	12.4 g	6.4 g
鈣	186 mg	194 mg	95 mg	44 mg
鐵	6.2 mg	6.5 mg	5 mg	3.7 mg
鎂	214 mg	215 mg	117 mg	65 mg
鉀	1632 mg	1667 mg	1096 mg	654 mg
鋅	3.6 mg	2.7 mg	2 mg	2.1 mg

膠原蛋白核桃濃豆漿

（可以用黃豆或黑豆）

　　如果懶得自己準備打豆漿，可以考慮市售黑豆濃豆漿，為何強調黑豆，因為黑豆大部分是台灣自己種植，而黃豆我們不能確定廠家是否使用基因改造的，而且黑豆比黃豆的蛋白質和膳食纖維含量更高，一瓶 375 毫升或 400 毫升的市售濃豆漿將近 3 份蛋白質（19.9 ～ 21 克）還有 5 克的膳食纖維。

　　在豆漿里加入膠原蛋白粉，那就可媲美市售的膠原蛋白飲品，或蛋白粉飲，在豆漿中加入洋車前子粉可以增加大量膳食纖維，所以康妮喜歡自己打好濃豆漿或買市售濃豆漿時再加入＋膠原蛋白粉＋洋車前子粉。

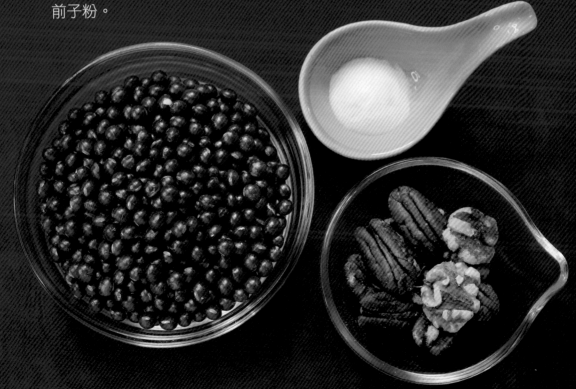

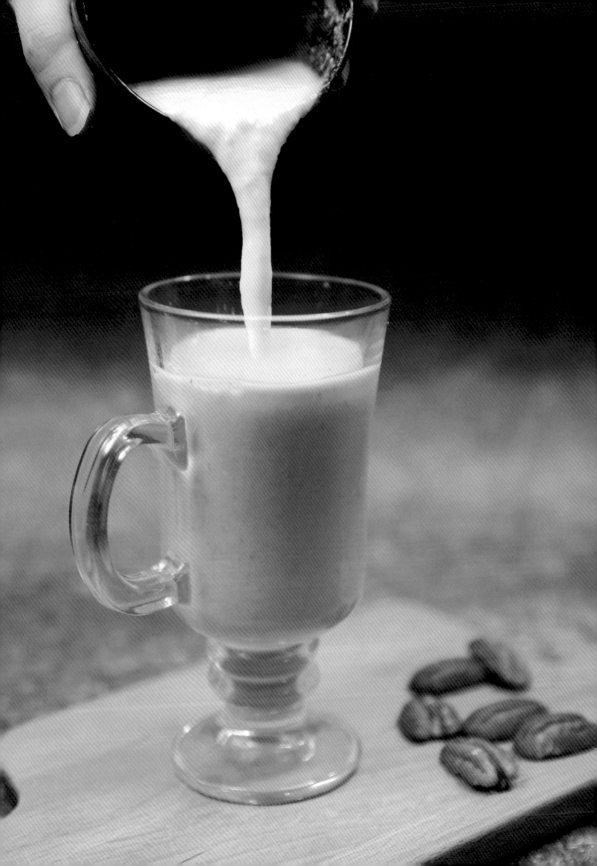

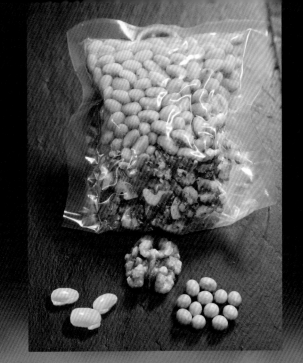

黃豆或黑豆 100 克
核桃 30 克
洋車前子粉或菊苣或膠原蛋白粉

1. 黃豆或黑豆洗淨泡水，放冰箱泡隔夜，微微發芽的豆子營養更豐富。如右上角圖中，右邊是未發芽的黃豆，左邊為發芽黃豆。蒸熟後，密封一次的量，冷凍儲存，方便使用。
2. 將黃豆放入能加熱的果汁機，煮滾 10 分鐘，加入核桃，一起打成豆漿。

1. 喝的時候不要濾渣。
2. 若想增加膳食纖維，可在每 300ml 豆漿中加入 1～2 克洋車前子粉或菊苣。我們每人每天平均需要 25 克膳食纖維。每 10 克洋車前子粉和菊苣中，都含有膳食纖維約 9 克。
3. 加入 1 克膠原蛋白粉。一克膠原蛋白粉就相當一份蛋白質。
4. 若喜歡甜，可加點赤藻糖醇。

2　魚類：味噌鯖魚、番茄鯖魚、椰子油三文魚烘蛋、西班牙油封沙丁魚

很多人都認為吃魚的伙食費很高，其實吃對好魚並不需要非常昂貴的的代價，就讓康妮比一比不同的魚種其營養價值高低，教會你如何聰明選魚吧！

小型魚因屬於食物鏈的底層，生命週期短，因而累積的毒素比較少，相對來說是比較安全的；而大型深海魚的魚體中比較容易累積較多的戴奧辛和重金屬，況且目前海洋的汞污染問題十分嚴重，比較不建議多吃。

吃魚除了吸收優質蛋白質，另外附加好處是能夠攝取到好的脂肪酸 Omega3，Omega3 的油脂包含了 EPA 和 DHA 這兩個重要成分，EPA 是專門清理血管的營養素，有降低膽固醇、保持血管彈性的作用；DHA 是專門補腦的營養素，要想增進腦部健康預防阿茲海默氏症、防止記憶力衰退與老年癡呆，就要在飲食中多吃有豐富 Omega3 的魚類，建議每週至少吃兩次以上。

那是不是越貴的魚 Omega3 就越豐富呢？

不是，越貴的魚營養不一定越高哦！我們來看一下魚種營養的對比表：請注意青背魚類，就是在你買魚時，魚背部是綠褐色的魚，這類魚富含豐富的 Omega3，像鯖魚、沙丁魚、秋刀魚或竹筴魚等等都是青背魚，這些魚的 Omega3 比其他魚種高出許多！而且在一般正常的的市場這些青背魚相比其他的高價魚的價錢要來的便宜許多。可以

大批量購買後批量製作，這非常符合康妮的原則：營養好吃、便宜又方便、CP 值超高！**選對魚，讓你吃了更聰明！**

每100公克的魚種 - 所含之 EPA 及 DHA		
魚的種類	EPA含量	DHA含量
鯖魚	2705 mg	4168 mg
秋刀魚	1665 mg	2901 mg
沙丁魚/四破魚	1400 mg	1100 mg
蒲烧鳗鱼	671 mg	1194 mg
竹夾魚	208 mg	388 mg
紅鮭魚切片	180 mg	687 mg
鱸魚	93 mg	108 mg
石斑魚	16 mg	73 mg
吳郭魚	0 mg	38 mg

資料來源：衛福部食藥署

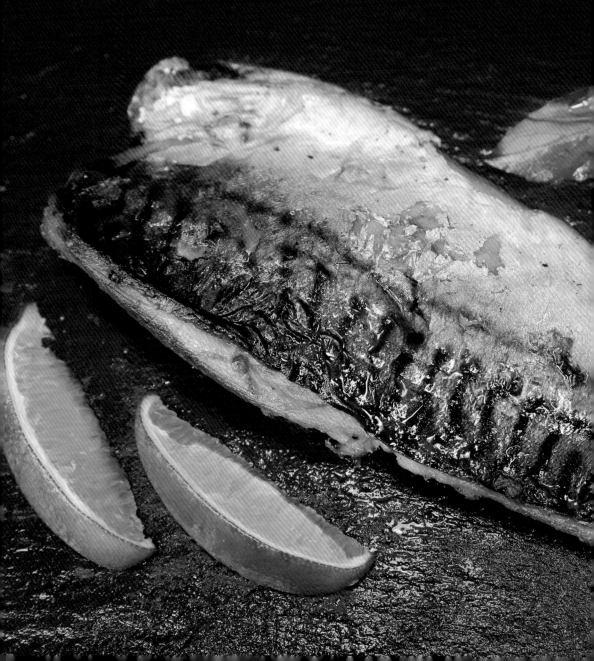

味噌鯖魚

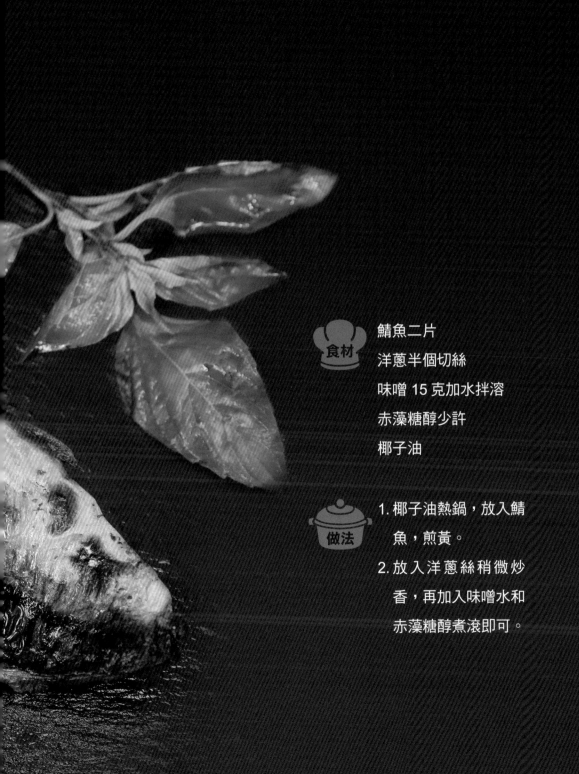

食材

鯖魚二片

洋蔥半個切絲

味噌 15 克加水拌溶

赤藻糖醇少許

椰子油

做法

1. 椰子油熱鍋，放入鯖魚，煎黃。

2. 放入洋蔥絲稍微炒香，再加入味噌水和赤藻糖醇煮滾即可。

番茄鯖魚

（批量製作）

食材

小型鯖魚 10 隻　　　　洋蔥 2 個　　　　　陳皮適量

番茄 6～7 個　　　　　番茄醬 2 大匙　　　白醋 3 大匙

赤藻糖醇 2 大匙　　　　鹽 1 茶匙　　　　　味霖 1 大匙

橄欖油 100ml　　　　　50 克鹽

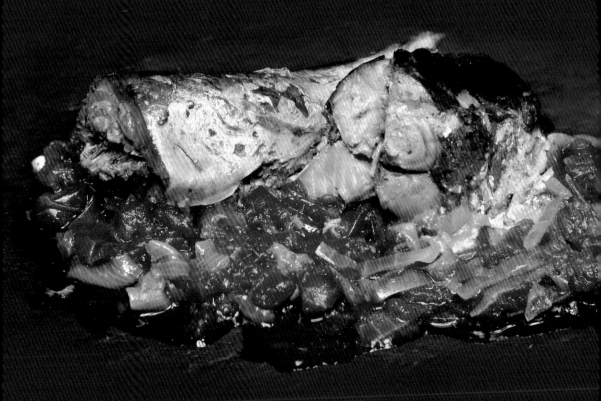

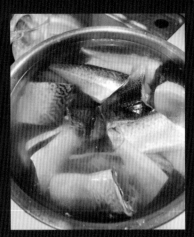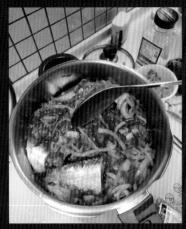

做法

1. 取 50 克鹽和 1 公升水，拌勻成鹽水。魚去內臟洗淨後，切成適合塊狀，放入鹽水中，浸泡 30 分鐘，這樣會讓魚肉變得更緊實。

2. 洋蔥切絲，番茄切薄片，用椰子油熱鍋，熱炒洋蔥和番茄，加入番茄醬、白醋、赤藻糖醇、味霖，半熟即可。

3. 把魚塊從鹽水撈出來瀝乾。

4. 把瀝乾的魚塊整齊一一排入壓力鍋中，把炒半熟的步驟 2 料均勻鋪灑在魚塊上，再撒上陳皮和 1 茶匙鹽，最後加入橄欖油，剛好淹沒所有食材。

5. 用壓力鍋，壓 30 ～ 40 分鐘。

6. 建議用小袋分裝，抽真空封口會更好，放入凍庫儲存。享用前只需打微波加熱。

TIPS

成品中的番茄湯汁如果過多，可以將番茄醬汁混合 Cream cheese 調和，即可做成紅醬意大利麵，超鮮美。

椰子油三文魚烘蛋

食材

椰子油 　　　　　三文魚 200 克 　　　雞蛋 4 個

洋蔥 　　　　　　莫紮里拉乳酪 40 克

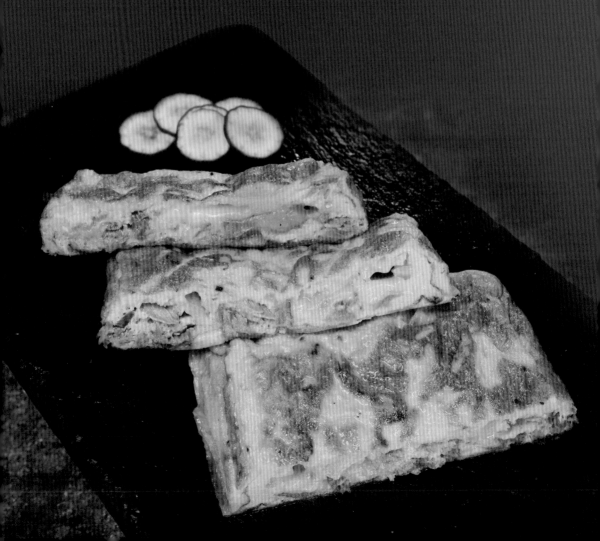

做法

1. 將 4 個雞蛋打發。

2. 洋蔥切碎。

3. 三文魚撒少許鹽，煎半熟，把魚骨剔除。

4. 鍋內淋上椰子油，油熱，把洋蔥炒香，倒入雞蛋汁和三文
   魚肉，把乳酪鋪在最上面以小火慢煎即可。

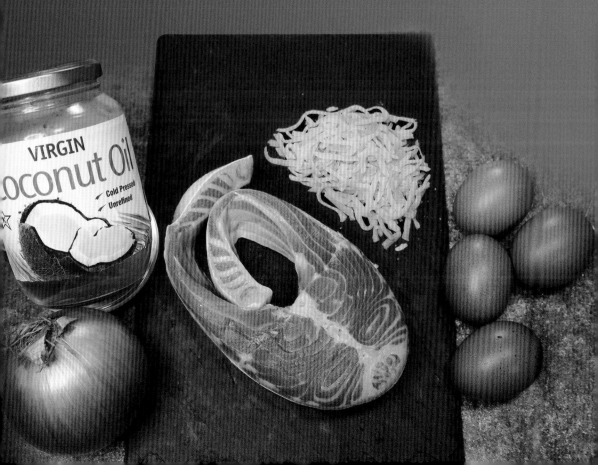

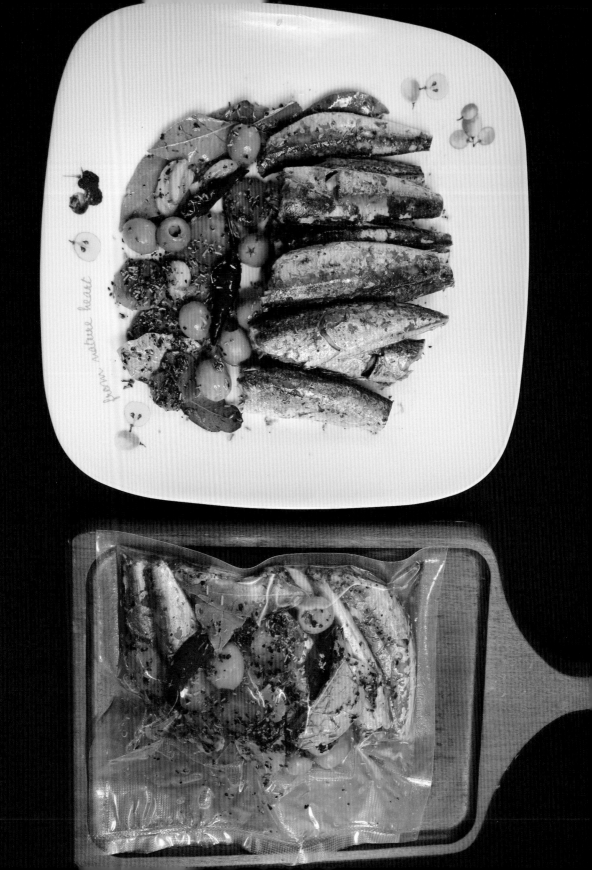

西班牙油封沙丁魚

（批量製作）

　　用批量做法的好處，就是在餓的時候隨時拆一包就能吃，而且冷食、熱食都適合，滿滿 Omega3 好油脂又有高蛋白（魚肉 100 克就有三份蛋白質）。

沙丁魚（四破魚）	橄欖	月桂葉
迷迭香葉	胡綏子	新鮮紅辣椒
橄欖油	鹽	

1. 沙丁魚去頭去尾，把內臟血水清潔乾淨，一切為二，大概 7～8 只，放入鹽水（50 克鹽：1000 克水），浸泡 30 分鐘，讓魚肉更為扎實。
2. 把所有材料有層次地擺在壓力鍋中，加橄欖油，至剛好淹沒所有材料。
3. 壓力鍋煮 30 分鐘即可完成。
4. 可以裝玻璃罐或用抽真空袋，分裝成每次吃的分量。

3 蛋類：祕方溏心蛋

雞蛋是一種很常見的食材，且被譽為是全營養食品。蛋黃中含有豐富卵磷脂，可使低密度脂蛋白（LDL，又稱壞的膽固醇）降低，適當攝取能有效地幫助血液流通順暢。蛋黃中還有天然的葉黃素與維生素，所以不要再將蛋黃丟掉只吃蛋白了，非常可惜哦！

常見問題：雞蛋一天可以吃超過一顆嗎？

長輩可能最擔心蛋吃多了，會讓膽固醇升高。我們先來看看膽固醇是如何產生的：

在《美國 2015 ～ 2020 年最新飲食指南》中已經取消了每日膽固醇的攝取上限。因為研究已證明，膽固醇主要產生的原因 80% 是人體自行製造出來的，而吃進去的食物影響只占一小部分。雞蛋請放心吃吧！蛋是非常高品質的優良蛋白質哦！

在雞蛋煮到蛋黃微微凝固，既不流動也不乾硬時，細菌會被完全殺死，且蛋的維生素和營養又不會被過度烹煮而破壞，這樣的熟度適中且口感最佳。

所以康妮特別推薦在家裡自己做溫泉蛋或溏心蛋，在家或外帶當點心都方便，營養好吃又價廉物美，CP 值很高！

祕方溏心蛋

 食材　蛋　　鹽

 做法　需要室溫的帶殼蛋。如果雞蛋已經在冰箱裡，可以在晚上睡覺前，拿出來回溫，便於第二天早上製作。

滾水中加鹽，可以減少蛋破裂、蛋白流出，且滾水一定要蓋過雞蛋，滾水中煮約 6 分鐘，撈起冷卻即可。

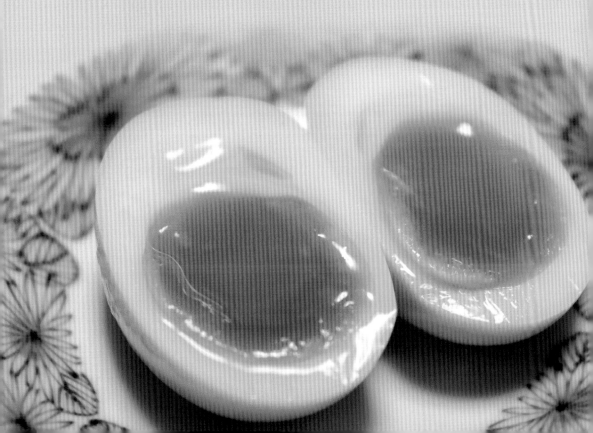

肉類：香噴噴多汁氣炸雞腿、經典法式舒肥牛排、焦糖炭烤松阪豬、經典滷肉與豆製品

在家煮肉，最怕油煙。我最推薦舒肥法，不是因為崇尚流行，而是舒肥烹飪法的確有很多好處。一來不用自己花太多時間親自照料火候，只要放給舒肥機慢慢熟

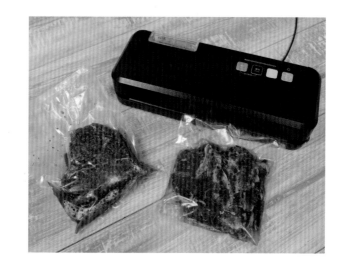

成即可，剩下的時間我們還可以做其他飯菜，或一邊工作或開線上會議。二來低溫烹飪可以保留蛋白質中完整的營養素，不會被高溫所破壞，舒肥是將溫度控制在 60 度以下，食物中的酵素未被破壞，肉的口感會特佳。三來舒肥可以批量製作，週末有空就多做點舒肥，舒肥完直接放凍庫即可，特別方便！食用之前只需要放烤箱或氣炸鍋烘烤加熱即可，不僅媲美外食的油炸美食，而且更健康！只要每餐加煮一些新鮮蔬菜，就可以天天在家享受米其林料理。

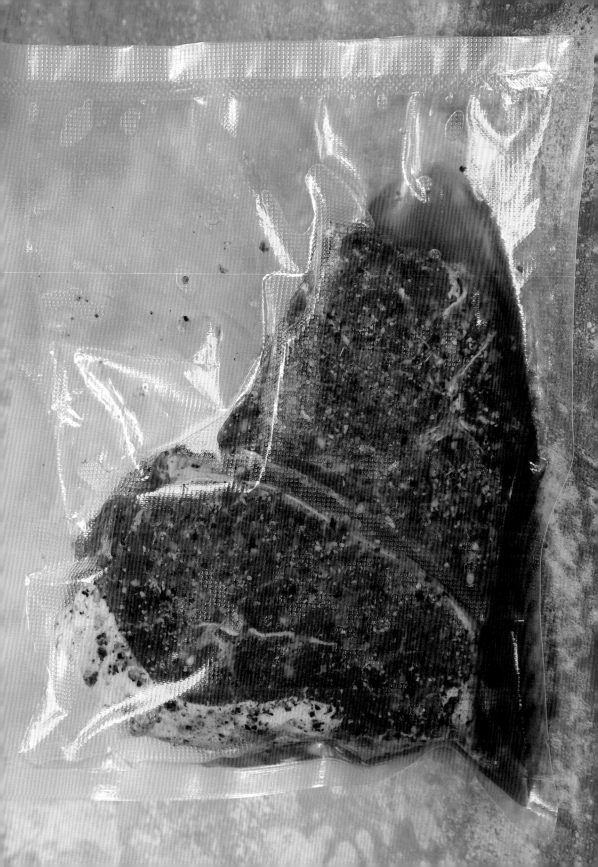

香噴噴多汁氣炸雞腿

食材

去骨雞腿肉 300 克

鹽

橄欖油

花椒粉

胡椒粉

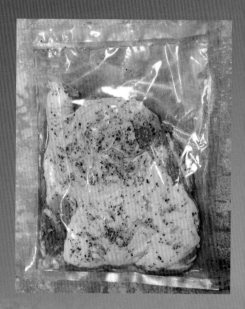

做法

1. 舒肥時間：60 度，2 小時。

2. 氣炸鍋時間：200 度，雙
   面各 10 分鐘。

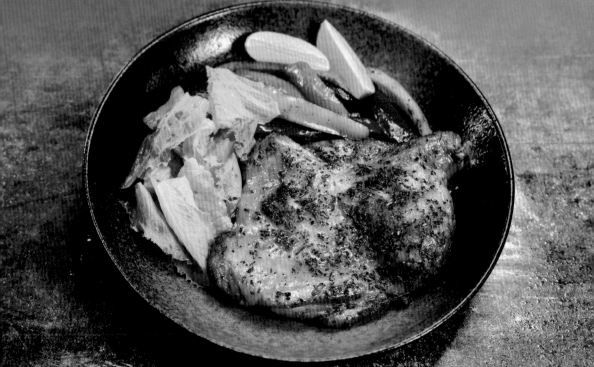

經典法式舒肥牛排

食材

牛排 250 克	迷迭香	胡椒粉
鹽	橄欖油	

做法

1. 舒肥時間：55 度，4 小時。
2. 氣炸鍋時間：200 度，雙面各 10 分鐘。

TIPS

舒肥牛排最大好處是，不用花大價錢買頂級牛排，因為只要是新鮮的牛肉，舒肥後都會讓你好吃的不要不要。（例如 Costco 的肩胛肉排，價錢只有去骨牛小排的三分之一，你可以舒肥前花點時間把旁邊筋肉去除，口感會更好。）

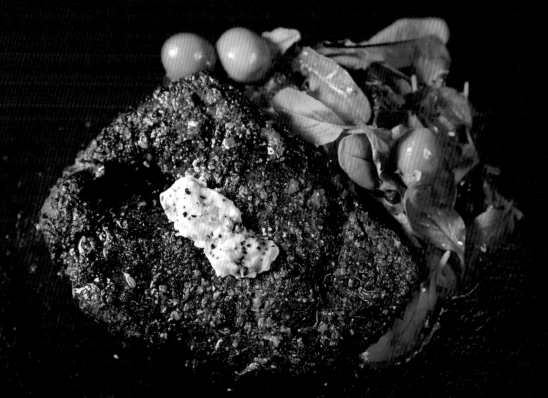

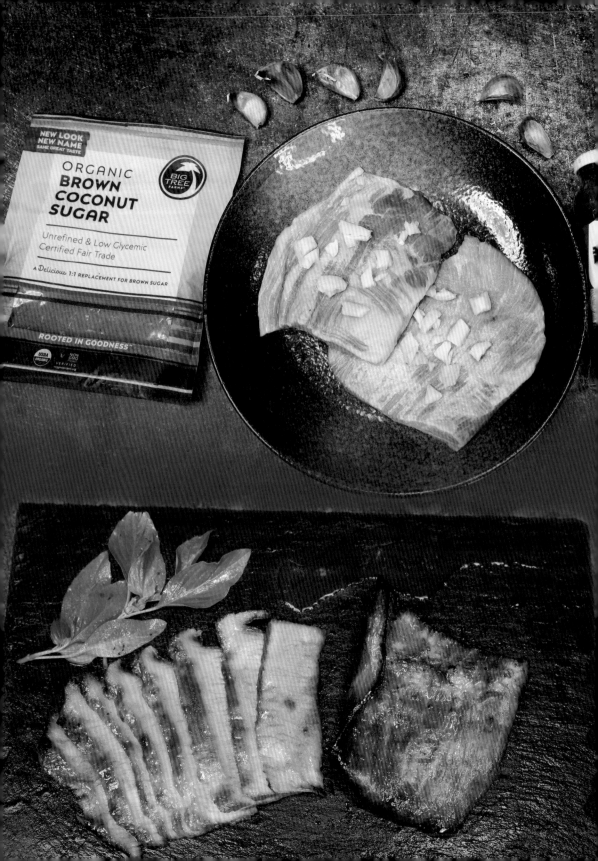

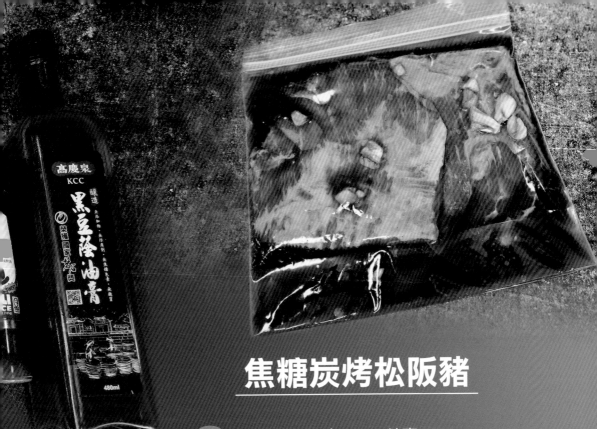

焦糖炭烤松阪豬

食材

松阪豬 300 克	油膏 15ml
甜辣醬 15ml	椰糖 10 克
蒜頭 10 克	新鮮檸檬

做法

1. 將所有材料（除檸檬外）放入袋中醃製即可，醃製時間一天。（可以批量多做，醃製 24 小時後，然後分小包放凍庫。）
2. 氣炸鍋時間：200 度，雙面各氣炸 10 分鐘。起鍋切片，淋上檸檬汁。

我建議選擇黑毛豬的松阪部位，比名貴日式炸豬排店的口感有過之而無不及。

經典滷肉與豆製品

（批量製作）

用五花肉的油脂來滷製豆製品和海帶，風味絕佳。不要擔心吃肥肉，因為原型的油脂都是好油脂！

五花肉　　　素雞　　　　各式豆干　　油豆腐
海帶　　　　蔥

1. 五花肉切塊，放入熱鍋煸出一些油，再加蔥白蔥綠部分一起煸香。
2. 加醬油、油膏、米酒、水，與五花肉一起煮滾後，轉小火滷到肉軟。
3. 取出滷肉後，再放入油豆腐，豆干，油豆腐，小火滷製。
4. 豆製品滷好後撈起，最後才放入海帶繼續滷。

分開滷五花肉、豆製品和海帶，才會各有自己的風味，不會混成一鍋雜菜味。

TIPS

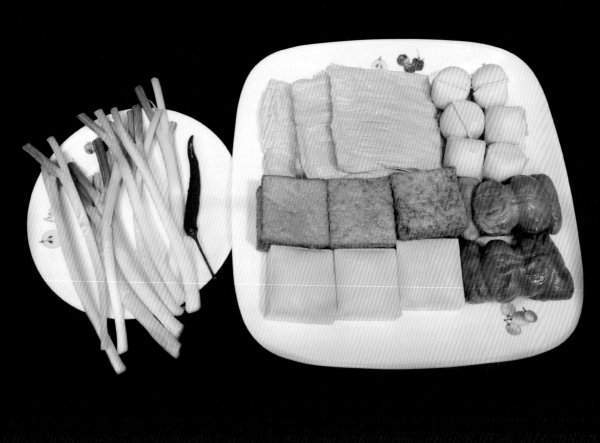
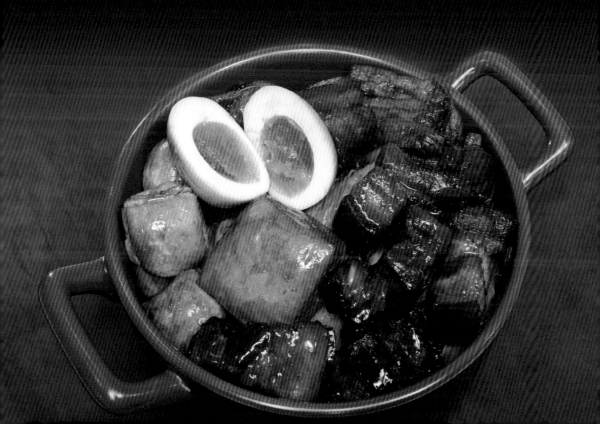

小胃口、吃不下每日所需的蛋白質的代替清單

如果你胃口較小，吃不下一天所需的蛋白質需求，有何代替方案？

減肥中減少碳水醣類攝取後，蛋白質和蔬菜的量一定要補足，否則營養素不夠對健康非常不利。但我們輔導的減重個案中，發現很多女生已經習慣小鳥胃或吃不下7～8份的蛋白質，那該怎麼辦？這裡列舉我們最實用的蛋白

一顆雞蛋	1 份蛋白質
黑豆豆漿 100g	1 份蛋白質
市售無糖濃豆漿 400ml	3 份蛋白質
豆干 100g	2 份蛋白質
市售蛋白粉 250ml	3 份蛋白質
魚罐頭 85克	2 份蛋白質
膠原蛋白粉 1 克	1 份蛋白質
起司兩片	0.7 份蛋白質

質部分代替清單：（一般 60 公斤的人，每日需要 7 ～ 10 份蛋白質。）

下一頁為常用罐頭與乳製品圖片。

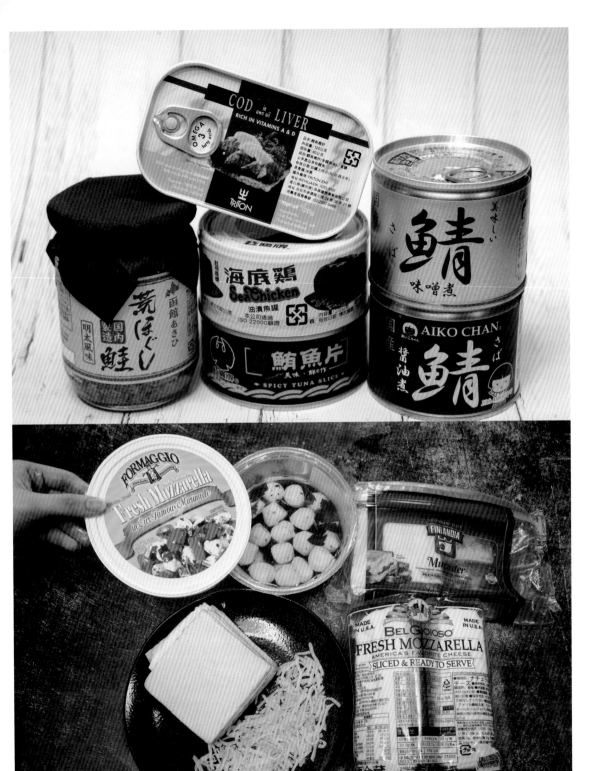

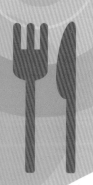

蔬菜
——排毒更好的選擇
與代替方案

　　依照衛福部的飲食指南，我們每天至少要吃 600 公克以上的蔬菜或 25 克以上的膳食纖維含量才能幫助腸胃蠕動，完成每天腸胃順利排毒的大掃除工作。

　　今天 600g 的蔬菜你吃夠了嗎？　膳食纖維有多重要，你知道嗎？

1. **幫忙控制體重：**水溶性膳食纖維吃進體內，吸水後會膨脹，可增加飽足感，促進腸胃蠕動，幫助排便的通暢，幫助控制體重。

2. **有助於血糖平穩：**膳食纖維可以在腸道中包覆住醣類，食物不會馬上被消化酵素分解吸收，能延緩葡萄糖吸收速度，進食後血糖不會急速上升，避免血糖震盪。

3. **降血脂，代謝壞膽固醇：**體內的膽固醇經代謝後會產生「膽酸」，而水溶性纖維可以跟膽酸結合，將膽酸排出體外，進而降低血脂肪、預防心血管疾病。

4. **增強免疫力和變瘦，腸道益生菌食物來源：**人體的免疫系統 70％都分佈在腸道中，腸道內的菌種平衡，人體的免疫力才會好。想要改

善腸道菌叢，只補充益生菌還不夠，還要多吃膳食纖維，水溶性膳食纖維是益生菌最愛的食物，多養好菌，事實上就是增加瘦菌，瘦菌可以代謝更多的醣分，助於瘦身。

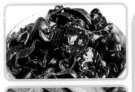
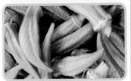
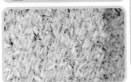

水溶性膳食纖維

黑木耳、秋葵、愛玉
洋菜、海帶、洋車前
子粉等......

1.促使糞便成型

2.穩定血糖

3.增加飽足感

4.促進腸內益生
　菌生長

非水溶性膳食纖維

綠葉菜、芹菜、堅果
類、扁豆、等...

1.改善便秘

2.減少腸內壓力

3.吸附有害物質

4.縮短食物殘渣
　排出體外的時間

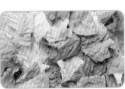
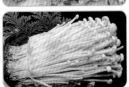
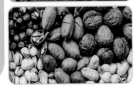

　　每日的膳食纖維含量建議攝量為 25 克以上，以下給大家「膳食纖維最多食物表」和「常吃綠葉菜營養成分表」作參考：

纖維量 (每100g的含量)

食物	纖維量
1.洋車前子粉	87.0 g
2.乾香菇	38.5 g
2.奇亞籽	29.7 g
4.紫菜	26.5 g
4.亞麻仁籽	23.1 g
4.黑豆	21.5 g
5.黃豆	14.5 g
6.鷹嘴豆	12.4 g
9.黑木耳	7.4 g
10.白木耳	5.1 g
11.金針菇	3.1 g

每日建議攝取量	25~30 克	50~60 克	1000 毫克	10 毫克	2168~2500 毫克
每100克	纖維 (克)	蛋白質 (克)	鈣 (毫克)	鐵 (毫克)	鉀 (毫克)
野莧	4.3	6.3	336	4.8	400
秋葵	3.7	2.1	94	0.7	203
地瓜葉	3.3	3.2	105	2.5	401
紅莧菜	3.1	2.6	150	8.5	441
綠花椰	3.1	3.7	44	0.8	339
紅鳳菜	2.6	2.1	122	6	312
龍葵	2.5	3.8	238	6.7	340
白莧菜	2.4	1.9	146	4.6	507
小松菜	2.2	1.7	126	2.5	290
白花椰	2	1.8	21	0.6	266
菠菜	1.9	2.2	81	2.9	510
青江菜	1.9	1.4	122	0.6	86
空心菜	1.9	1.8	58	3.9	247
山芹菜	1.7	2.8	222	7.8	400
芥菜	1.6	1.5	80	1.2	330
高麗菜	1.1	1.3	47	0.4	187
小白菜	1.1	1.1	109	2	140
大白菜	1	1.2	51	0.5	171

資料來源：衛福部食藥署

　　讀了上列表格，你或許會發現綠葉蔬菜的纖維含量竟然不高，一天吃到一台斤（600 克）以上的綠葉蔬菜，都還不見得能吃到每日建議量！即便綠葉蔬菜纖維量不高，還是要多吃，因為它們含有人體所需的微量元素和礦物質。若想要吃足每日纖維建議量，康妮建議多吃高纖維的蔬菜，例如木耳、菇類、海帶，奇亞籽等等。

蔬菜中能抗氧化的植化素

　　日常飲食中會吃到各種顏色的蔬菜，這些天然蔬果植物的顏色就是所謂的「植化素」。多吃植化素是最天然的排毒方法，因為不同顏色植化素中的抗氧化劑會結合身體不同部位的自由基（容易讓你老化更快的因子）進行中和並且排出體外。所以盡量多元攝取不同顏色的蔬菜對於抗氧化、抗老化非常有幫助哦！記得辛香料也有非常豐富的抗氧化作用。

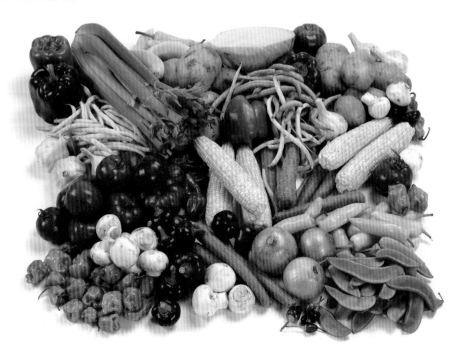

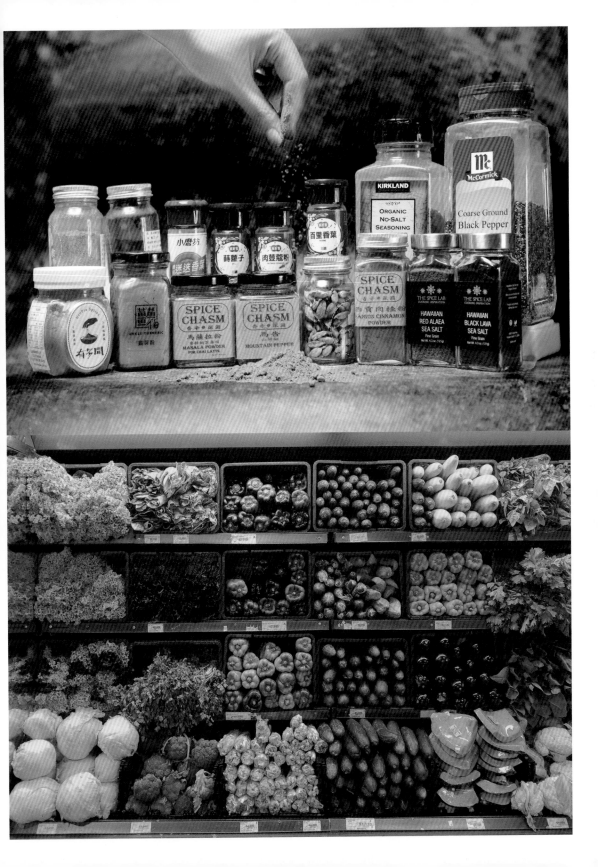

常見問題：生吃蔬菜、水煮蔬菜或炒青菜，哪樣比較好嗎？

維生素又分為水溶性維生素與脂溶性維生素。

水溶性的維生素比較「嬌嫩」怕光、怕熱，例如：維生素 C、維生素 B。所以能夠生吃的蔬菜建議生吃或涼拌，才能吸收到這些營養素。生吃還可以吃到蔬菜的天然酵素，這些天然酵素可以改善腸道環境，但當溫度達到 60°C 以上時，這些酵素就

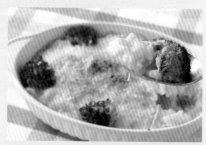
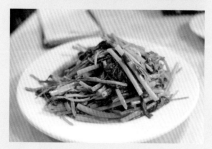

滅活了。啃黃瓜是康妮和瑞莎的日常必備點心。

脂溶性維生素相對比較穩定，飲食中需要增加油脂的攝取才能促進脂溶性維生素的吸收。例如：維生素 A、D、E、K，和許多植化素。如果你乖乖遵照傳統飲食指南，少吃油，使用不含油脂的調味品，這樣會阻止你吸收蔬菜沙拉中的抗氧化劑，還有植物中的類胡蘿蔔素，這些類胡蘿蔔素有助於預防癌症。所以試試搭配酪梨、核桃、堅果、亞麻籽油、初榨橄欖油……這些都是原型食物好油脂，可以讓青花菜和青椒中的葉黃素、番茄中的番茄紅素，紅蘿蔔與南瓜內的 Beta 胡蘿蔔素等等各種好的植化素，達到最佳吸收效果。所以加油炒菜或生菜淋油醋汁，能幫助完整營養素的吸收。

水煮蔬菜，可以減少草酸、食物鹼的攝取，但記得要加油。

彩椒烤菇高纖沙拉

食材

彩椒	各種新鮮菇類	萵苣
意大利混合香料	或紅椒粉（Paprika powder）	水乳酪
黑胡椒	海鹽	橄欖油

做法

1. 生菜洗淨瀝乾備用。
2. 菇類和彩椒切塊，加喜歡的香料、海鹽和橄欖油放烤箱烤數分鐘。
3. 加入水乳酪，混合即可食用。

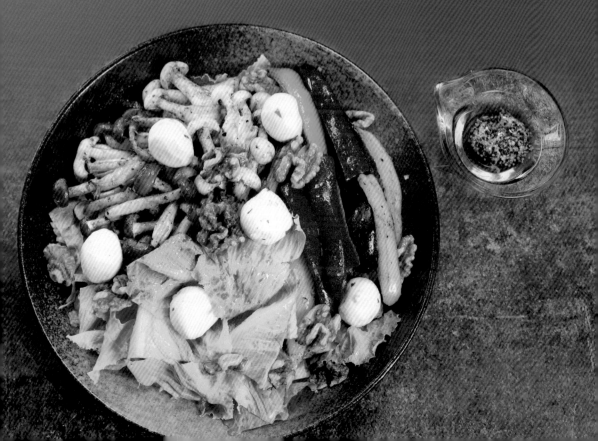

氣炸蔬菜

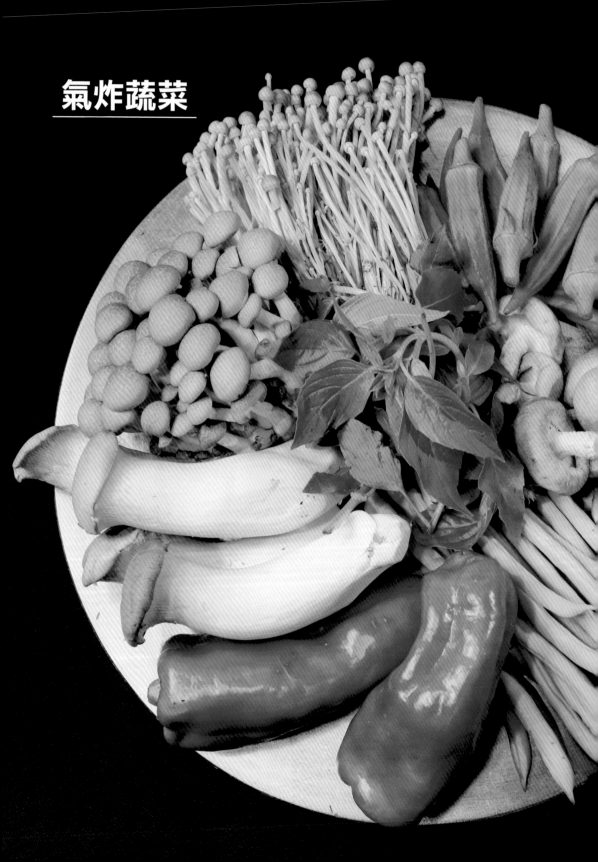

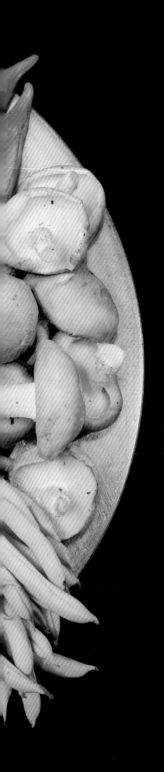

用氣炸鍋炸蔬菜，吃起來像炸雞的感覺，
能當點心或主食多吃

食材

杏鮑菇	鴻禧菇	金針菇
九層塔	香菇	四季豆
秋葵	胡椒粉	海鹽
椰子粉或杏仁細粉		蛋黃二個

做法

1. 把蔬菜洗淨瀝乾。
2. 把菇類切成適當塊狀。
3. 另拿一個乾淨的盤子，將杏仁粉或椰子粉加鹽加胡椒粉混合。
4. 另拿一個乾淨碗，將蛋黃打勻後，把塊狀菇類一個個沾滿蛋液。
5. 把沾滿蛋汁的食材，再均勻裹滿步驟3的粉料。
6. 輕輕擺入氣炸鍋。
7. 氣炸鍋時間：180～200度，10分鐘。

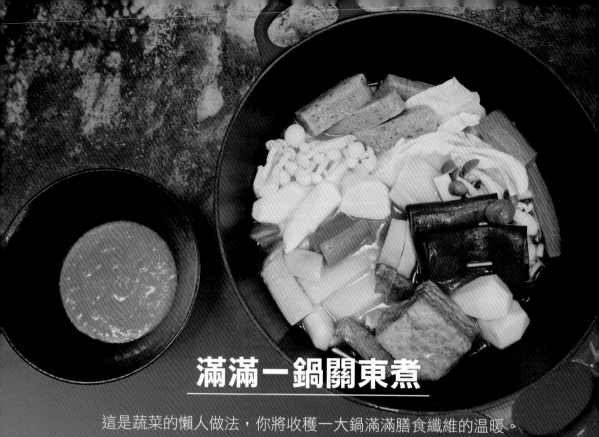

滿滿一鍋關東煮

這是蔬菜的懶人做法，你將收穫一大鍋滿滿膳食纖維的溫暖。

 食材
雞高湯　　　　柴魚粉包　　　　　蘿蔔 200 克
海帶 100 克　油豆腐 300 克　　　蒟蒻 200 克
你喜歡的蔬菜：高麗菜、竹筍、茭白筍、鴻禧菇等

 醬料
甜辣醬＋味噌＋適量水

 做法
1. 白蘿蔔去皮，切長條狀，海帶泡水 30 分鐘，軟化後，用牙籤串厚片，蒟蒻塊切長條狀，並準備好油豆腐。
2. 在 2000ml 雞高湯中，加入一包柴魚粉包，並加入步驟 1 的所有材料，燉煮約半小時即可。
3. 醬料：甜辣醬和味噌混合加少許開水調整成自己喜歡的濃度即可。

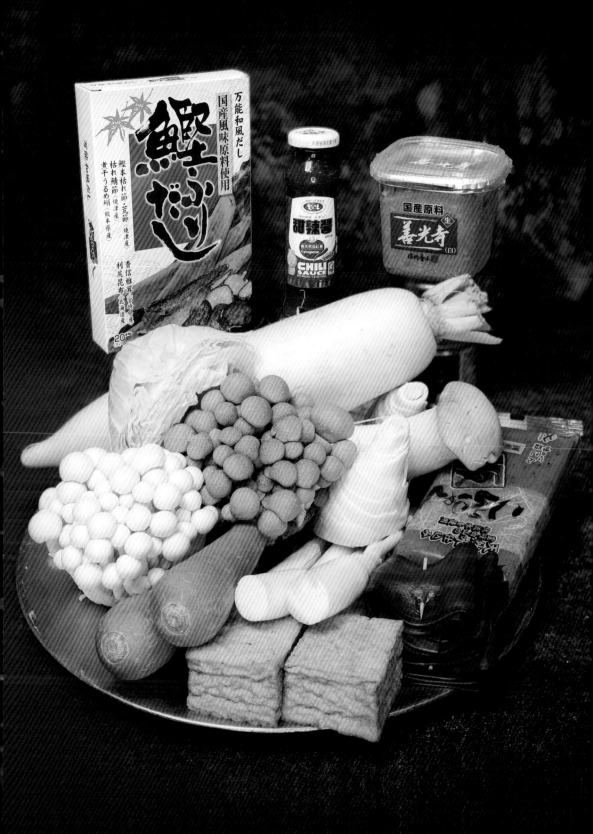

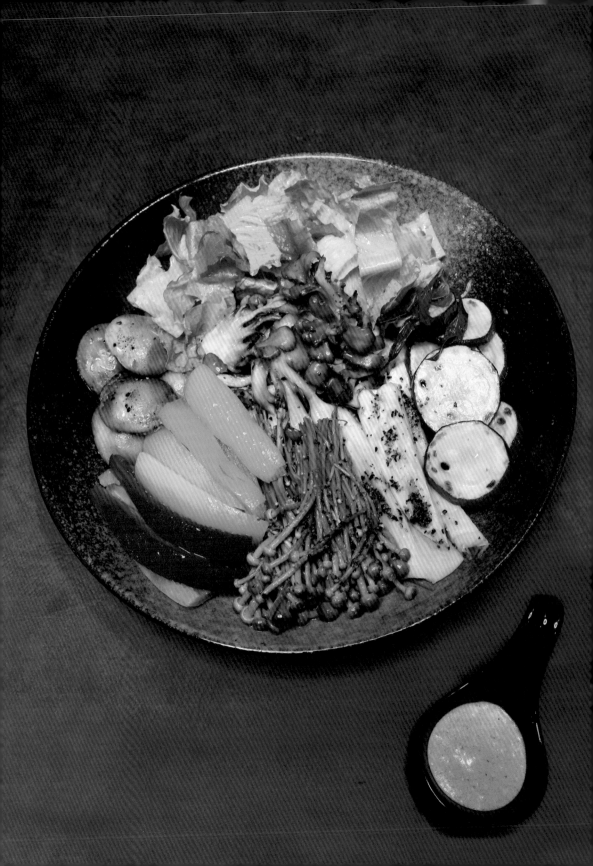

節瓜烤菇高纖熱沙拉

這是一道滿滿膳食纖維的溫暖「熱沙拉」

食材

新鮮鴻禧菇	金針菇	舞菇	青椒
紅椒	節瓜	九層塔	蒜頭
意式香料	黑胡椒	鹽	紫蘇油

做法

1. 將所有材料洗淨瀝乾切好。

2. 把菇類，青紅椒鋪在烤盤，並均勻撒上意式香料，黑胡椒，鹽，淋上紫蘇油，200 度，烤 10 分鐘。

3. 起油鍋，稍微爆香蒜頭，鋪上切片的節瓜，二面煎微黃，放入九層塔，少許鹽。

4. 把步驟 2 和步驟 3 烹煮好的美味成品混合起來，裝盤即可。

TIPS

彩椒對切即可，平鋪在烤盤上，先將烤箱調至最高溫預熱，再把彩椒一一排開的並放入烤箱，烤至彩椒皮皺皺的即可。這樣彩椒的甜味會自然溢出，而且口感不會太爛。

高纖酸辣湯

食材

豬肉絲	黑木耳	白菜	豆腐
胡蘿蔔絲	新鮮辣椒	白胡椒粉	白醋
高湯	寒天粉		

做法

1. 將所有材料切絲，切小塊。
2. 橄欖油熱鍋，把新鮮辣椒爆香後，下所有材料稍微爆香，再加入高湯。用鹽、白醋、白胡椒粉調味後，最後用寒天粉勾芡。

TIPS

推薦用傳統做法做酸辣湯，因為傳統酸辣湯才可以吃到大量蔬菜。並且加入醋，更加開胃。對於不喜歡吃生冷蔬菜的人來說，喝到熱湯又能補充膳食纖維是一個不錯的選擇，湯中的蔬菜也可以依個人喜歡來替換。

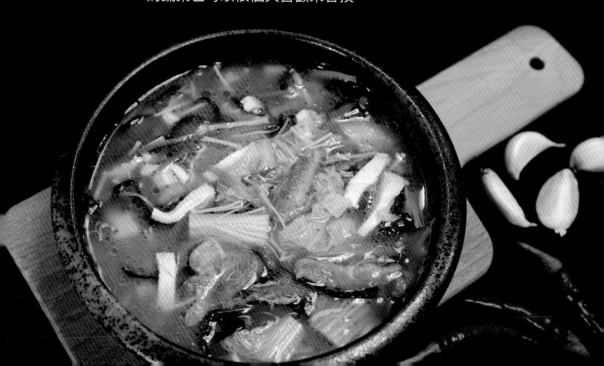

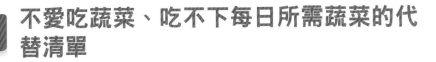

不愛吃蔬菜、吃不下每日所需蔬菜的代替清單

　　我們在輔導減重個案的經驗中，膳食纖維是最不容易吃夠的營養素，尤其大多年輕人無肉不歡，對於蔬菜興趣缺缺。但長期蔬菜量不夠，營養素肯定會缺乏，不僅會影響腸道菌相、還會影響蛋白質合成與代謝作用，降低增肌的效率，對減重與健康更是不利。如果你也不習慣吃這麼多分量的蔬菜或根本就不喜歡吃蔬菜，該怎麼辦？這裡列舉我們最實用的蔬菜清單。

　　不過還是提醒大家，最好的營養來源，依然是原型食物。但因為時間環境限制，暫時無法獲取足夠量時，才退而求其次以加工高纖產品替代部分營養。

1. 大番茄／小黃瓜	1顆或1根＝1份蔬菜
2. 蔬菜汁，只加一份水果或不加水果	純蔬菜100克＝1份蔬菜
3. 髮菜	每10克＝1份蔬菜
4. 黑木耳，白木耳	每50克＝1份蔬菜
5. 亞麻籽除了高纖，還富含Omega3	每10克＝1份蔬菜
6. 奇亞籽除了高纖，還富含Omega3	每10克＝1份蔬菜
7. 杏鮑菇除了高纖，還富含多醣體	每100克＝1份蔬菜
8. 螺旋藻高纖也是高蛋白	每10顆或2克＝1份蔬菜
9. 洋車前子粉Psyllium或菊苣Inulin 益生菌最愛的食物之一，但多食可能引起腹脹、惡心等副作用	每3克＝1份蔬菜 洋車前子粉建議每日不超過10克 菊苣每日不超過4克

黑木耳奇亞籽飲

黑木耳 30 克　　　　奇亞籽 5 克　　　　羅漢果糖

1. 將黑木耳蒸軟。

2. 奇亞籽先泡水 10 分鐘。

3. 果汁機把黑木耳打碎後，加入已泡發的奇亞籽，和羅漢果糖調味。放置冰箱冷藏或加熱，當冷甜點或熱甜點都好吃。

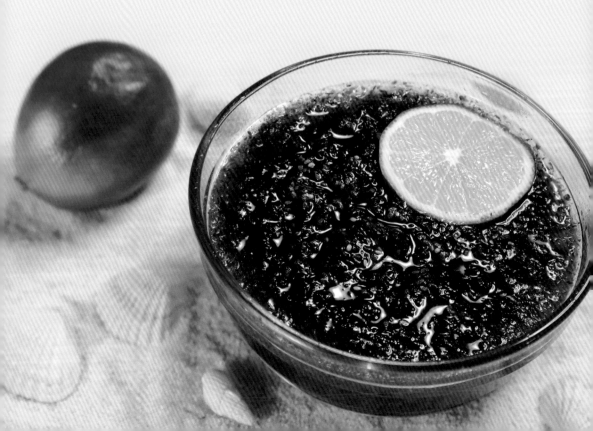

螺旋藻冰沙

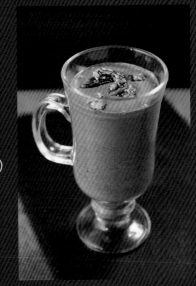

食材

a. 一根事先冷凍好的冰香蕉（約 80 克）

b. 一根黃瓜

c. 100ml 椰奶

d. 少許的羽衣甘藍（或任何綠葉菜）

e. 1 大匙亞麻籽

f. 1 茶匙螺旋藻粉

g. 冷凍或新鮮藍莓或格蘭佐拉麥片當配料

做法

將材料 a ～ f 全部打成冰沙後，用 g 堅果或藍莓做配料，非常好吃。

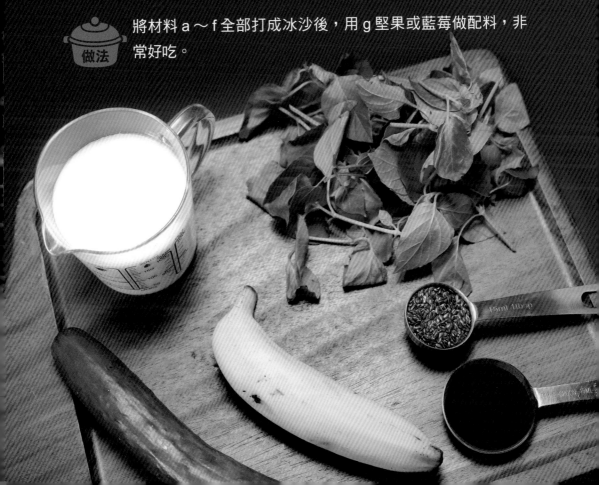

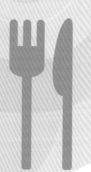

油脂
——抗發炎更好的選擇
與增加好油攝取的方法

我們不怕吃油，而是怕吃不好的油，
如何聰明吃對好油？

什麼是好油？

1. 原型食物的油

最好的油，當然是那些還能讓我們看得出原型食物的油，像：
五花肉、魚肉、堅果、酪梨等等油脂食物。

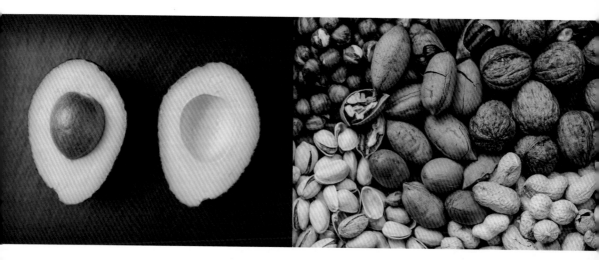

為什麼天然的動物油也是好油？

動物油雖然富含飽和脂肪酸，但是也含我們需要的必須脂肪酸之一，在**所有營養素中，適量攝取飽和脂肪是可以幫助穩定血糖效果最好的營養素，而且也是所有營養素中最具有飽足感的食物**。例如：豬油、黃油或雞油、椰子油等等。

飽和脂肪酸還有很多好處：它在高溫烹調下非常穩定。像橄欖油、亞麻籽油都不適合高溫烹調，只要遇到高溫，這些好油中珍貴的營養素就會被破壞，不僅非常浪費好油，而且攝取過量已被破壞的油反而對健康不利。所以在煎牛排或高溫炸食物的時候康妮會選擇豬油、牛油或椰子油來做烹調。**學會搭配不同油品的營養並活用不同油品所適合烹飪的溫度非常重要，而非追求一瓶萬能的好油。**

另外，豬油的飽和脂肪其實只有 40%，不像刻板印象中「豬油完全都是飽和脂肪」。雞油的飽和脂肪才 30%，牛油也才 50% 的飽和脂肪；而椰子油的飽和脂肪高達 90%，反而是椰子油需要特別注意使用分量。

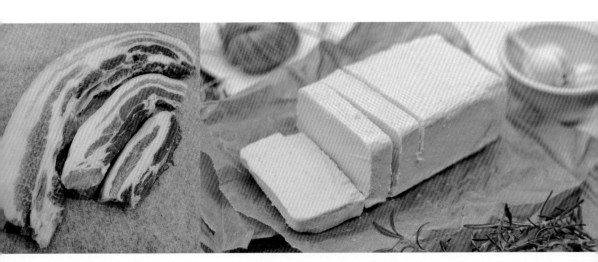

2. 初榨的油

選擇油品的標準很簡單：越是初榨越好，越是新鮮越好。

初榨的油保有沉澱物、苦澀、香氣、辣度、顏色，這些都是營養與抗氧化劑存在的證明。初榨的油例如：初榨橄欖油、初榨亞麻仁油等等。

而那些標榜「純淨的油」的精製油其實是已經過度加工到失去營養的油品，我們要避免這些營養含量不足的精製油。

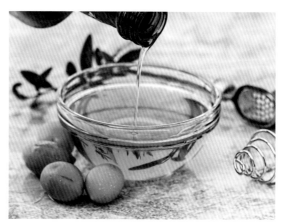

3. 第三種好油 Omega3 不僅能減肥還能抗發炎抗氧化

（將在第 334 頁詳解）

4. 第四種好油 Omega9 適用於熱炒常用油

（將在第 340 頁詳解）

什麼是不好的油？

1. 精緻油：精緻油到底有多不好？

精製油是將「不標準的油」經過 4 脫化學處理，「脫膠，脫酸，脫色，脫臭」之後再將溶劑去除，最終成品的油成為能夠「符合各個國家或地區標準的油品」或「更有賣點的油」。

而這樣的油清清如水，會被行銷標榜為「純淨的油」，但除了油本身，它所有的營養價值都已經被高溫與化學藥劑破壞得所剩無幾，甚至要擔心多種化學溶劑的殘留。

整形后的油

耐高溫	=	高溫脫臭
發煙點高	=	脫膠去酸
適合油炸	=	脫膠去酸
穩定易保存	=	高溫脫臭
純淨無雜質	=	脫色

例如：真正的橄欖油應該是偏微微綠色，而非純黃色。

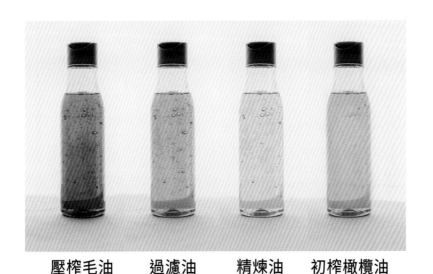

壓榨毛油　　過濾油　　精煉油　　初榨橄欖油

2. 氧化的油脂

　　當你打開油瓶，明顯聞到油耗味時，或是吃起來不同於油品本身的味道，就請你不要再繼續食用下去。因為自開瓶後，油品遇到空氣就已經進入逐漸氧化的過程，當油脂被氧化後就會變成為「過氧化脂質」的有害物質，損傷健康。

　　Omega 3 的油特別容易氧化，所以記得一定要放冰箱儲存。

3. 反式脂肪就在你身邊！

　　市面上流通的植物油，大都是富含 Omega6 脂肪酸的油脂，例如：沙拉油、葵花油、大豆沙拉油、花生油、玉米油等等。Omega 6 屬於多元不飽和脂肪酸，這類油品相當不穩定，容易氧化，廠商為了增加食用油的保存期限，會將油品做「氫化」等加工，讓油更耐高溫、不易變質、延長保存期限，這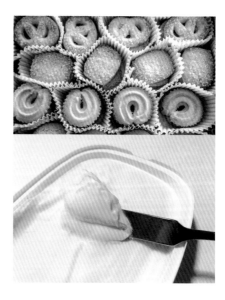些剛好都是消費者希望看到的「賣點」。但問題是這過程會讓這些植物油的結構變成反式結構，形成反式脂肪非常不利於健康。

　　反復高溫烹飪的油也相當於反式脂肪，一鍋大豆油、葵花籽油、花生油、玉米油等等植物油反反復復加熱太久，會隨著加熱時間的延長而生成越來越多的反式脂肪酸。

　　反式脂肪進入人體後代謝不易，在所有脂肪中可以算是對心血管傷害最大的一種脂肪。**「新英格蘭醫學期刊」報導，長期只要每天攝取少量 4～5 公克的反式脂肪，就足以使血液中膽固醇升高，並增加 23% 罹患心血管疾病的風險引發心血管疾病。吃一點點都嫌多！**

　　不要以為你不會去買反式脂肪的食物，市面上的地雷很多，例如：高溫反復油炸一整天的炸雞／炸豬排／漢堡／早餐油條店的油鍋、糕點或酥皮湯中的起酥油、麵包坊製作麵包用的植物油、外食用高溫油炸後的大豆油炒菜、飲料中的奶精、巧克力醬中的代可可脂、三明治中的乳瑪琳還有食物包裝上列出的成分若稱為：菜油、奶精、植物油、部分氫化植物油、代可可脂、起酥油、人造黃油等等的都含有反式脂肪。

　　把你喜歡吃的零食包裝翻過來看看吧！看看反式脂肪的陷阱到底有多深。

　　值得注意：天然的動物脂肪或乳脂中也會含有天然的微量反式脂肪，不過這些「天然存在」的反式脂肪是從牛、羊等反芻的過程中自然的產物，所以對人體健康並無疑慮，食藥署已證實，大家可以放心食用。

營養標示		
每一份量15公克		
本包裝含 666份		
	每份	每100公克
熱量	132大卡	880.0大卡
蛋白質	0公克	0公克
脂肪	15公克	99.9公克
飽和脂肪	9.9公克	66.2公克
反式脂肪	0.7公克	4.7公克
碳水化合物	0公克	0公克
糖	0公克	0公克
鈉	0毫克	0毫克
反式脂肪來自乳脂中天然形成		

　　某款天然動物奶油的營養成分如右圖。

4. 脂肪酸 Omega 6 攝取過多，容易形成發炎體質

什麼是發炎，為什麼要抗發炎？

　　你已經學過了控醣才能保持健康並成功減肥，多吃醣或少吃醣是可以被具體調控的外在因素，稱為「外源性」。但有些人控醣後還是瘦不下來，那是因為他的身體一直都在慢性發炎，慢性發炎並不像發燒又急又明顯，而是在你不知不覺中長期侵蝕著你的健康、形成慢性疾病，讓你體內一直處於發炎與抗炎的鬥爭中，沒時間讓你瘦下來或保持健康，長期的慢性發炎被稱為「內源性」。如果你有過敏性鼻炎、異位性皮膚炎、自體免疫疾病等等極大原因就是來自於體內長期的慢性發炎。

　　高醣飲食與錯誤的油脂都會讓我們長期慢性發炎。所以減肥與保持健康「控糖與吃對吃好」都非常非常重要。

介紹脂肪酸 Omega3、6、9，抗發炎，遠離老化與肥胖

什麼油脂會讓人慢性發炎？（壞油）

　　Omega 6（Ω6）的油脂在人體中主要的作用是調節代謝機能及免疫反應，但若攝取過量，反而會導致人體發炎，使得內分泌和免疫系統出現問題。

那什麼營養能抗發炎呢？（好油）

　　Omega3（Ω3）包含了 EPA、DHA 及 ALA：

　　EPA 是「心血管的清道夫」，有降低膽固醇、保持血管彈性和保持血液流暢預防血栓的功能。

　　DHA 是「腦黃金」，參與孩子大腦的發育、全年齡層的記憶以及預防認知退化與失智的重要作用。

　　而含有 Omega3 的植物來源還含有 ALA 這個營養素，ALA 可以抑制血栓形成與保養肝臟。

　　在「蛋白質 - 魚」篇章中我們認識了富含 EPA 與 DHA 的 Omega 3 能幫助我們調節免疫功能，達到抗發炎的效果。

　　Omega 6 與 Omega 3 為一對互相抗衡的兄弟，讓他們保持平衡是最好的飲食比例。世界衛生組織建議最佳的「Omega6：Omega3」的比例應該為 1：1。但是這樣的油脂比例在大數據統計下發現大多數國家與地區的人群幾乎都很難達成。目前台灣實際的飲食現狀卻是高達 Omega6：Omega3 = 20：1 的營養失衡。大部分人 Omega6 油脂的攝取都已經嚴重過量；而 Omega3 的攝取量則遠遠不足。

　　如下一頁圖：

　　Omega 6 的油脂包括：大豆油、葵花油、花生油、葡萄籽油和玉米油等等，又因為 Omega 6 油的價格低許多，所以外食餐廳食品基本上都是 Omega 6 的天下。若你因為生活忙碌與三餐便捷性不得已會常常選擇外食，那就必須嚴謹選擇油品的攝取，或多補充好油，以減少長期慢性發炎的發生。

　　Omega 3 的油脂包括：青背魚類、魚油、奇亞籽、亞麻籽、紫蘇油、核桃等等。

　　是不是你經常吃的都是 Omega 6 而非 Omega 3 油脂？

　　要想減重和維持健康，從現在開始盡量把 Omega6：Omega3 的比例拉回來吧！將比例至少拉回 4：1 是首要之急。

Omega 3（Ω3）每日攝取量至少 2000 毫克

油品比例圖

油品成分比例				
種類	Omega-3	Omega-6	Omega-9	飽和脂肪
亞麻仁油	58%	14 %	18 %	10 %
芥花油	8 %	28 %	55 %	9 %
大豆油	7 %	53 %	24 %	16 %
玉米油	3 %	55 %	27 %	15 %
玄米油	1 %	33 %	42 %	24 %
芝麻油	1 %	43 %	39 %	17 %
葵花籽油	1 %	61 %	26 %	12 %
葡萄籽油	0 %	69 %	20 %	11 %
花生油	0 %	38 %	41 %	21 %

那我們該如何吃到好油呢？

在家做飯買對油，天天外食更要買好油！

· **動物性抗發炎好油 omega3 來源：**

1. 青背魚類
2. 魚油

1. 青背魚類

　　如第 338 頁圖，以魚中 Omega3 的排名來看：第一的是鯖魚，第二是秋刀魚，鮭魚排名第四，名貴的石班魚根本排不上號！減肥和健康不代表一定要選擇最昂貴的食材。在「蛋白質 - 魚」篇章中，你應該已經學會如何即聰明又實惠的吃對好魚了吧！

　　我們建議優先攝取「原型食物」，每週建議至少給自己 2 ～ 3 次機會能吃到對的魚，不僅攝取優質蛋白質更能攝取優質好油 Ω3。若實在沒時間吃魚才選擇補充魚油。

2. 魚油選擇

　　萃取魚油 DHA ＋ EPA 濃度最好有 84%，注意：是 DHA ＋ EPA 的濃度為魚油的 84%，而非一顆膠囊中有 84% 是魚油。廣告經常拿非常高的魚油含量當賣點，來遮掩 DHA ＋ EPA 的不足。DHA ＋ EPA 實際含量如果沒有達到這樣濃度，則失去吃魚油的意義。

　　因為有效成分濃度低意味著無效成分濃度高，例如只填充一半的魚油、另一半填充植物油等。一整顆魚油都是黃色的，大多數消費者都看不出來區別，所以一定要學會看營養成分表，或者直接咬破一顆魚油試試有沒有明顯的腐敗味或魚腥味，或者加了太多香料添加劑反而成為薄荷清涼的味道。這些種類的魚油不但沒有補充到好營養又吃到了太多其他添加劑。

　　再注意魚油的製作原料，盡量挑選由小型魚所萃取而成的。在源頭就先篩選汙染源較低，重金屬較低的小型魚種較為安全。尤其為長輩採購保健食品時一定要嚴謹挑選成分，不然越吃越毒就太不孝啦！

每100公克的魚種 - 所含之 EPA 及 DHA		
魚的種類	EPA含量	DHA含量
鯖魚	2705 mg	4168 mg
秋刀魚	1665 mg	2901 mg
沙丁魚/四破魚	1400 mg	1100 mg
蒲烧鳗鱼	671 mg	1194 mg
竹夾魚	208 mg	388 mg
紅鮭魚切片	180 mg	687 mg
鱸魚	93 mg	108 mg
石斑魚	16 mg	73 mg
吳郭魚	0 mg	38 mg

資料來源：衛福部食藥署

・植物性抗發炎好油 Omega3 來源：

1. 海藻、昆布、海菜
2. 亞麻籽、亞麻籽油
3. 奇亞籽、奇亞籽油
4. 紫蘇油
5. 核桃、核桃油
6. 夏威夷果、胡桃（碧根果）

　　大海中的藻類富含DHA，所以海帶、昆布、海藻也有「素食魚油」之稱。

　　亞麻籽、奇亞籽是富含 Omega3 的植物性食物來源，是個營養界的超級食物。它們都富含 ALA 這個重要營養，能抑制血栓形成、並且有保養肝臟的功能。

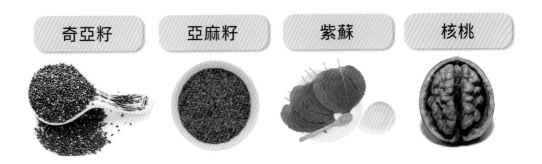

特別提醒

Omega3 非常怕熱，油品記得存放冰箱裡，且避免高溫加熱，這些油盡量直接吃，或是涼拌調理食用。Omega3 的油品中唯有紫蘇油發煙點在 190 度，可以用來水炒菜，意思是炒菜時加一些水，整個鍋中的溫度就比較不會超過 100 度。

每日建議攝取量：

因為我們一般難以吃到足量的 Omega3，所以最簡單的方法是每日額外補充 2 份好的 Omega3 抗發炎油脂，有助於更好的減肥與保健效果。

補充 Omega 3 的好方法：

1. 加水熱炒用紫蘇油

2. 冷食用亞麻籽油或魚油

3. 核桃、夏威夷果、胡桃（碧根果）當零嘴吃

4. 奇亞籽加入甜點或飲品中

那在家熱炒的油應該用哪一種油呢？

Omega9（Ω9）的油比 Omega3 的油更適合熱炒，且富含多元的植化素。能幫助你抗氧化、抗老化、有助於維持心血管健康的油。Omega9 可耐中火溫度，可以做為你的熱炒常用烹飪用油。

Omega9 的油品有：橄欖油、酪梨油、苦茶油等等。

堅果名 100g	Ω3/mg	Ω6/mg	Ω3:Ω6	含醣量/g	膳食纖維/g
亞麻仁籽	21744	5936	1:0.3	5	23.1
奇亞籽	20062	6020	1:0.3	5.1	29.7
核桃	7114	41683	1:6	5.4	6.2
夏威夷果	148	1464	1:10	11.9	6.3
胡桃/碧根果	986	20630	1:20	4	10
榛果	92	5392	1:58	9.2	8
開心果	224	16276	1:72	6.5	13.6
腰果	68	8461	1:124	26.7	3.6
白芝麻	182	25123	1:138	4.5	10.5
南瓜子	120	22269	1:185	5.2	8.3
松子仁	157	38076	1:242	7	6
葵花籽	52	21025	1:404	10.4	8.3
杏仁果	23	13285	1:577	13.4	9.8
花生	24	14001	1:583	19.7	9.9

資料來源：衛福部食藥署

成分	不飽和脂肪			飽和脂肪
	Ω3多的油	Ω6多的油	Ω9多的油	飽和脂肪
對身體的影響	改善發炎、清除血栓、抗憂鬱、抗過敏、保護神經系統	容易使身體發炎	改善發炎	穩定血糖效果最佳的食材，但是過量容易使身體慢性發炎
冒煙點	不耐高溫、涼拌為佳。發煙點通常在120℃以下	可耐中高溫	可耐中高溫、中火炒、水油煮180℃～250℃	耐高溫200℃
食物來源	藻油、冷壓亞麻仁籽油、冷壓紫蘇油、初榨核桃油等。動物：鯖魚、沙丁魚、秋刀魚、鮭魚等。	精煉油脂、大豆油、玉米油、葵花籽油、花生油、外食的油等	初榨橄欖油、新鮮酪梨及初榨酪梨油、苦茶油等	猪油、雞油、牛油、奶油、澄清奶油(Ghee)、椰子油或是肉品中的油脂
選購重點	請選購保有種子天然的風味與色澤，需要冷藏　瓶子使用玻璃瓶，越新鮮越好　魚油要有無重金屬檢驗報告		請選購保有種子天然的風味與色澤，尽量初榨　瓶子使用玻璃瓶越新鮮越好	吃肉的时候，不用去皮去油，天然的油最好。　飽和脂肪含量：鸡油 30%猪油 40%牛油 50%椰子油 90%
實際應用	額外補充	減少使用	可常常使用烹調用油	高溫熱炒、炸使用
每日攝取建議	每日补充：20g / 20ml	盡量避免	烫蔬菜一定要淋油	肉品不需特別去油去皮，椰子油适量摄取

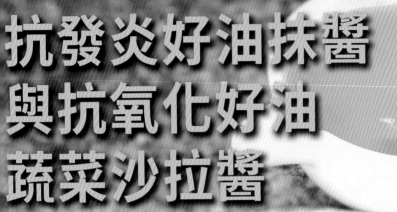

抗發炎好油抹醬
與抗氧化好油
蔬菜沙拉醬

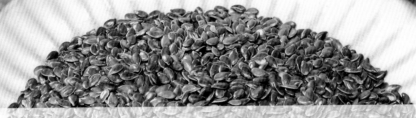

在家做飯的油用對了嗎？

一個簡單方法你就能判斷你的用油好壞：抽油煙機可以比喻
成你的血管，看看你家或者餐廳的抽油煙機吧！如果熱抹布
可以輕易一擦就清乾淨抽油煙機，那恭喜你，用對油了。而
用不好的油或錯誤的溫度用油會讓這些髒汙變得粘稠，甚至
需要清潔劑來用力擦除，可想而知你的血管裡也很容易堆積
這樣的壞油。

TIPS

麻辣五仁醬

食材

花生	南瓜子	腰果
杏仁果	葵花籽	芝麻
沙茶醬	麻辣醬	鹽
赤藻糖醇	橄欖油和黑芝麻油	

做法

1. 採買未烘焙的堅果，回家用烤箱 150 度約 7 ～ 8 分鐘自行烘焙。

2. 沙茶醬，麻辣醬，鹽，赤藻糖醇混合一起。

3. 橄欖油燒至 140 度，淋到步驟 2 混合好的醬料，並把步驟 1 烘焙好的堅果加入。

4. 黑芝麻油無需加熱，直接淋入步驟 3 的混合醬中。放涼後裝罐，放冰箱保存，並盡早使用。

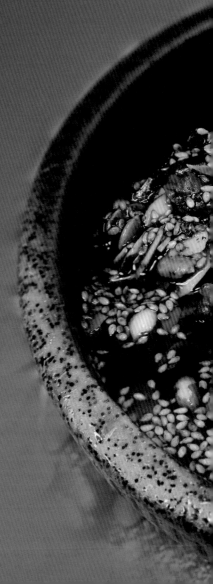

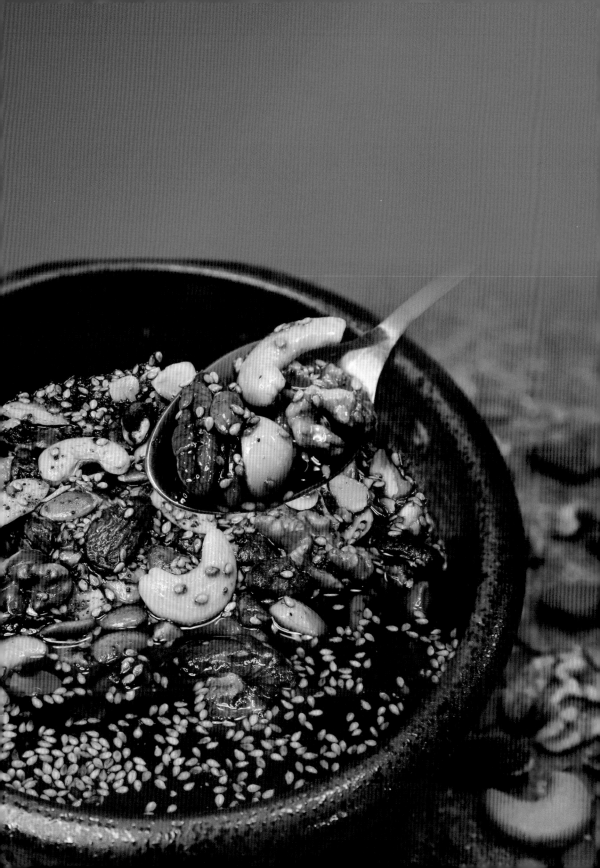

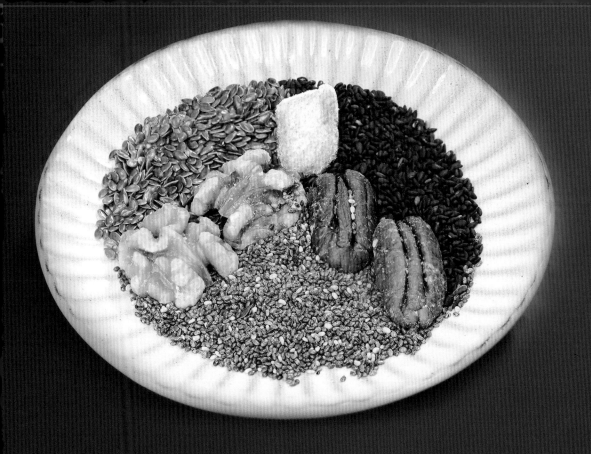

海鹽堅果醬

 食材

| 亞麻籽 | 奇亞籽 | 黑芝麻 | 核桃 |
| 胡桃 | 海鹽 | 赤藻糖醇 | 亞麻仁油 |

 做法

1. 將全部材料，用高速果汁機打成醬即可。可以用來拌麵，搭配生菜，或塗麵包的抹醬。

涼麵芝麻醬

食材 花椒油　　　芝麻醬　　　花生醬　　　赤藻糖醇
蒜泥

做法 1. 將 120 度的橄欖油沖入花椒粉中,即成花椒油。

2. 把芝麻醬和花生醬調成 1：1 的比例後,加開水調勻。

3. 在步驟 2 中加入步驟 1 的花椒油、蒜泥和赤藻糖醇即可。

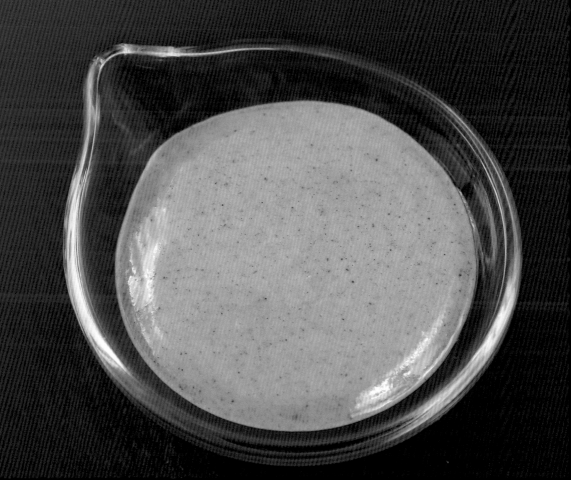

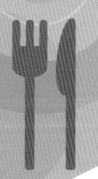

4 種增加控醣能力並改善胰島素敏感度的好食物

含醣類食物更好的選擇與替代方案

接下來這四大超級好食物你一定要知道！不僅可以穩定血糖，還可以降低慢性發炎。他們分別是：益生菌、薑黃、肉桂、醋。

1 益生菌：增加腸道益生菌的方法，自製優格

養好菌，不僅可以平衡血糖，
還可以改善整個腸道環境讓減肥更容易成功！

以色列的西格爾博士在千人的血糖實驗中，發現人體腸道的菌叢和血糖波動息息相關。人體腸道住著幾百兆的細菌，大約是全身細胞的十倍之多，這些細菌有分好菌和壞菌。當腸道內好菌不夠、壞菌占優勢時，我們就稱為「腸道菌相失衡」，並不是只有腹瀉、脹氣這麼簡單的腸道問題而已，還有可能會造成許多腸漏症、腸躁症、長期食物過敏與胰島素阻抗等問題，所以改善腸道菌叢，是刻不容緩的事情。實驗中發現，把人工甜味劑和乳化劑拿來餵食老鼠，其腸道菌叢

會改變、控醣能力下降、以至於更容易罹患糖尿病。那如何吃才能留住好菌呢？

（一）多吃發酵食物

自製優格、味增等等富含益生菌的食物。

自己做過優格才會知道，家裡自製的只有牛奶和菌種以外完全無添加的優格，與市售「無添加」優格不論從口感和口味上都大相徑庭！自己做的天然優格更酸，口感不會非常順滑綿密，可想而知市售即使是「無添加」優格都還是會有不同的改良方法以迎合市場對好吃口感的需求。康妮已經自己在家做了 20 幾年的優格，最希望能與大家分享的經驗就是：不需要再買市售的優格菌來自製優格，最好是用適合自己的益生菌來培養優格，才能養出真正擁有好菌的優格，也才不會吃到太多的糖和食品添加劑。

下一頁圖是隨機在網上抓取的優格粉營養成分，原料的含量由多到少排序：乳糖第一多，玉米澱粉第二多，接著還有砂糖、麥芽糊精等，益生菌只排在第 5 名。

其實你只需要用自己常吃的益生菌就可以培養出好菌優格，你還可以用不同的益生菌做出不同菌種的優格，例如：會控醣的益生菌就能做出控醣優格、能減脂的益生菌就能做出減脂優格、保健腎臟的益生菌就可以做出保健腎臟的優格等等，輪替多元種類的好菌可以讓我們的腸道菌相更加豐富。

成分：乳糖、非基改玉米澱粉、聚阿拉伯半乳糖、砂糖、乳酸菌、果寡醣、半乳寡醣、麥芽糊精

4種乳酸菌
● 植物乳桿菌（*L. plantarum* LP28）
● 鼠李糖桿菌（*L. rhamnosus* LRH09）
● 長雙歧桿菌（*L. longum* BL986）
● 嗜熱鏈球菌（*S. thermophilus* ST37）

過敏原資訊
本產品含牛奶、大豆(乳酸菌培養過程使用)

容　量：16包（每包2公克±10%，含200億以上活菌）

營　養　標　示		
每一份量　2　公克		
本包裝含　16　份		
	每份	每100公克
熱　量	7.7 大卡	385.1 大卡
蛋白質	0.1 公克	4.0 公克
脂　肪	0.0 公克	0.0 公克
飽和脂肪	0.0 公克	0.0 公克
反式脂肪	0.0 公克	0.0 公克
碳水化合物	1.8 公克	92.3 公克
糖	1.0 公克	48.3 公克
鈉	4 毫克	198 毫克

　　康妮全家大小都經常吃優格，每個人喜歡的口味不一樣，大家可以依照自己喜歡的口味或營養需求做出非常好吃的不同版本優格碗。

　　年輕人可以吃一份醣水果優格碗（優格＋低升糖水果藍莓），減肥與維持健康的人可以吃好油優格碗（亞麻籽油＋椰糖＋堅果）

　　順便一提，好菌為了繁殖會運用牛奶中的乳糖作為生長的營養，相當於好菌先把牛奶中的乳糖吃掉了，所以吃優格既可以補到牛奶中的蛋白質還可以補到牛奶中的鈣質，再加上益生菌本身，真是一舉三得！

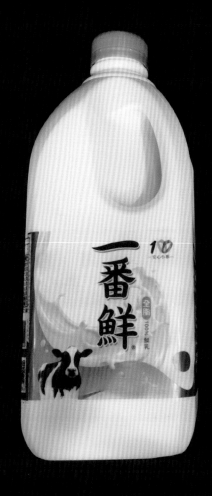
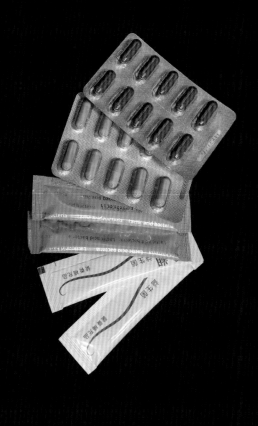

自製優格

食材　　優質牛奶大約 1000ml　　　　　2 小包或二顆益生菌

做法　　混合之後，放入優格機。夏天發酵約 10 小時，冬天發酵約
　　　　14 小時。

（二）多攝取足夠的膳食纖維，尤其是水溶性膳食纖維是益生菌最好的食物

（三）可視需要補充益生菌保健食品

選擇益生菌時先翻到包裝背後看營養標示，**其中含有番瀉葉、臘腸樹果實、阿伯勒、台灣鼠李、氧化鎂、蘆薈素、乳糖、望江南等等，都是輕瀉成分**，長期吃會造成依賴性，腸道蠕動功能下降，導致繼續加藥，進入惡性循環，一旦停吃，腸道問題將更加嚴重。

這是因為廠家為了提升吃益生菌迅速有效「一吃就有感」的市場滿意度，經常會做這樣的「小手腳」，讓你誤以為是益生菌非常有效。其實真正的好菌進入你的腸道後是需要定殖與養殖時間的，快則 2 ～ 4 天，慢則需要 1 ～ 2 個禮拜，頑固性腸道問題甚至需要 1 ～ 3 個月以上的時間才能有改善都是正常現象！能讓身體機能真正的到修復與改善，這樣的產品才是真正安全安心的產品，**健康需要耐心，別為了圖一時的效果，反而壞了長期的健康。**

（四）遠離讓壞菌滋長的壞習慣

例如：吃大量甜食、人工甜味劑、高壓生活，攝取過多加工食品等等。你吃進什麼，就決定了腸道菌叢的組成！

2 薑黃：薑黃黃金拿鐵

薑黃能抗發炎與抗氧化，也是提升胰島素敏感度的超級食物

薑黃是公認的抗發炎好物，更重要的是，在動物身上也有一些初步證據表明，它可以改善胰島素敏感度和胰腺 β 細胞的功能，胰腺 β 細胞是釋放胰島素的細胞，換而言之薑黃對穩定血糖與改善胰島素敏感度有一定效果。

對人體來說，薑黃素不太容易被吸收。但沒關係，薑黃素有 2 位好朋友，一位是黑胡椒，再搭配一位好油脂「雙管齊下」，就能促進薑黃中營養素的吸收。

在我們的飲食文化與習慣，比較少用到薑黃，所以康妮做飯時，有時會加點薑黃粉、胡椒粉或椰子油在電鍋裡和生米一起煮，增加能抗發炎的薑黃攝取。

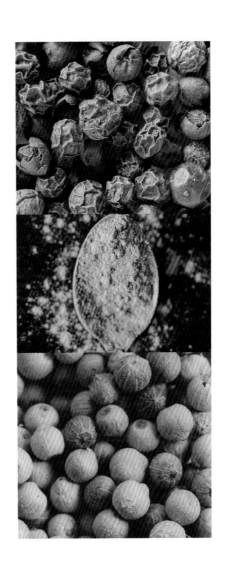

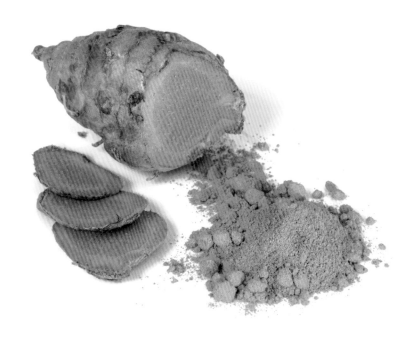

　　或者自己做咖哩醬，因為市售的咖哩塊或咖哩醬通常加入大量澱粉與人工添加劑製成，很少能找到真的薑黃做成的好咖哩。另外，康妮還喜歡把薑黃做成非常好吃的小吃和甜點，你必須一試！

如何增加薑黃的食用機會：

1. 煮咖哩醬

　　市售的咖哩塊成分最多的是小麥粉、玉米澱粉和食鹽最後才是咖哩粉，就光一人份市售咖哩塊中，食鹽將近 1000 毫克（每日鈉建議攝取量不超過 2400 毫克）！所以單吃市售咖哩塊或外食的咖哩，吃到的鹽和澱粉已經大於薑黃給你的好處本身。

康妮會自己做咖哩，用磨碎的新鮮薑黃或薑黃粉一起做成抗發炎咖哩醬，多增加薑黃的食用量，如果你嫌薑味太重，可以加點生腰果或堅果醬，既增添層次感又更香濃。可以加入少量的咖哩塊增加層次感。

 薑黃分新鮮的薑黃和磨成粉的薑黃粉，costco 賣的印度薑黃粉方便使用，香味足但帶苦味；新鮮的薑黃，氣味清香、口味溫和。

2. 咖哩雜糧飯

在煮糙米加藜麥飯時，通過加入薑黃粉、黑胡椒粉、椰子油來增強全穀物的香氣和色澤。

3. 咖哩炒蛋或炒豆腐或炒菜

用薑黃炒雞蛋或炒豆腐。薑黃、黑胡椒和一兩湯匙椰奶攪拌在一起。將混合物加入鍋中，拌炒雞蛋或豆腐。

4. 享用薑黃黃金拿鐵

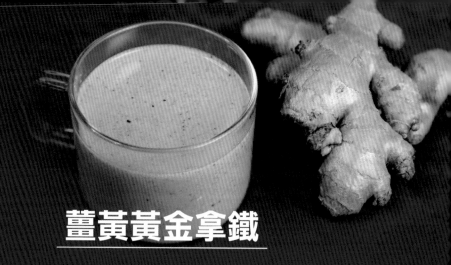

薑黃黃金拿鐵

它是非乳製牛奶和香料的混合物，包括薑黃、肉桂和肉荳蔻的濃郁香氣。

食材

50 克椰奶	30 克鮮奶油	1/4 茶匙香草精
1 茶匙椰糖	1/4 茶匙薑黃粉	1/4 茶匙肉桂粉
1/4 茶匙肉豆蔻粉	水 50ml	

做法

1. 將所有材料攪拌均勻後，用小火煮沸。喝的時候，上面再撒點肉桂粉，更棒！

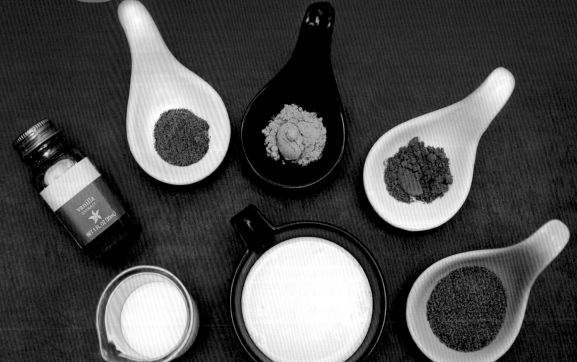

3 肉桂：肉桂核桃抹醬

肉桂迷人的香氣能增加胰島素敏感度

肉桂裡的成分：肉桂醛，可以增加胰島素的敏感度、有助燃脂，而且燃脂效果是綠茶的 2.5 倍。

如何能創造機會多食用肉桂呢？

1. 吃甜點或喝咖啡，可以多撒點肉桂粉。溫暖而濃郁的香氣，讓喝咖啡的氛圍更充滿療癒效果。
2. 跟著康妮做肉桂＋好油核桃抹醬吧！把你抹麵包用的高醣水果果醬換成增加胰島素敏感度與好油抹醬吧！

肉桂核桃抹醬

食材

200 克核桃 亞麻仁油 5 大匙 2 茶匙肉桂粉

1/2 茶匙海鹽 2 茶匙椰糖 2 茶匙赤藻糖醇

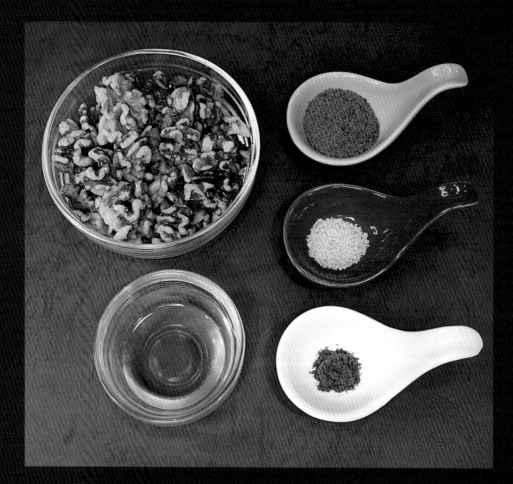

1. 烤箱 150 度預熱後,把核桃烤 8 ～ 10 分鐘,直到香噴噴的金黃色。

2. 核桃冷卻後,把核桃和亞麻仁油放入食物料理機,打成奶油狀,加入肉桂粉、海鹽、糖調味。裝罐子放冰箱,塗抹麵包用,超讚。

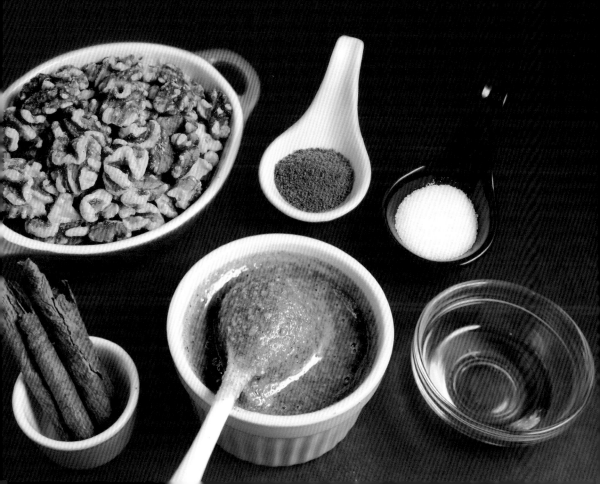

4 醋：1：3 油醋配方

醋能平穩血糖，也能促進蛋白質的吸收

醋能非常有效的穩定血糖並促進蛋白質的吸收。人的腸道慢慢老化消化吸收的功能逐漸退化，可以運用醋來增進蛋白質的吸收幫助增肌。

然而要對血糖和吸收有效的好醋，必須是真正天然發酵的好醋。但大多數的醋都為了好口味添加了大量的糖或果糖，購買前請一定要看營養標示。

來到高檔餐廳，要千萬注意餐前上的那杯酸酸甜甜開胃果醋，因為餐廳為了讓醋更好喝更開胃，通常會添加大量糖，讓你從一開始就有吃到好吃食物的感覺，但那絕對是一個偽健康的大坑，你可千萬別空腹第一口就喝下去。

那如何多吃醋？

1. 在吃水餃、蒸魚、烤鹹豬肉、酸辣湯時，多加醋。
2. 跟著康妮一起做油醋汁，好油＋好醋風味極佳，會讓你愛上吃蔬菜沙拉！

1:3 油醋配方

油醋汁可以隨著食材不同而做出不同變化。基本搭配原則是：油醋配比 1：3。醋可以用水果代替，像檸檬或百香果。

　　另外在我很推薦在油醋汁中加入第戎蜂蜜芥末醬,能讓油醋醬味道更出色!盡情把做菜當遊戲,今天冰箱有什麼食材,或想像現在在哪個不同國家浪漫,就把該特色食材拿出來加一加,拌一拌。這樣能讓一樣的生菜沙拉,永遠有不同驚喜的醬汁!

3 份油＋1 份醋＋天然代糖或椰糖＋調味料

　　例如:

1. **亞麻仁油醋醬:** 亞麻仁油、檸檬醋、切碎大蒜、赤藻糖醇、少許海鹽
2. **橄欖油醋醬:** 橄欖油、炸油蔥酥、檸檬汁、魚露、辣椒圈、赤藻糖醇
3. **酪梨油醋醬:** 酪梨油、蘋果醋、第戎芥末醬、椰糖、少許海鹽
4. **南瓜子油醋醬:** 南瓜子油、百香果、第戎芥末醬、椰糖、少許海鹽

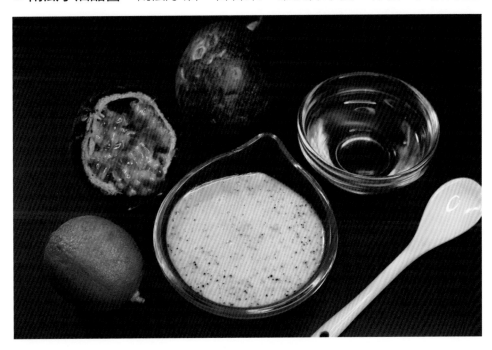

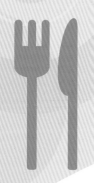

早餐更好的選擇與替代方案

醣類太多的傳統早餐

　　三明治、漢堡、飯糰、饅頭、包子、油條、吐司、蛋餅、地瓜粥、油飯和蘿蔔糕等等都是我們的飲食文化中從小吃到大的早餐。這些食物含醣比例都相當高，而且消化很快，所以吃完後非常容易飆血糖。然後中餐時間還沒到就肚子餓了，女生有時會有低血糖現象，像心悸、發抖、冒冷汗、頭暈無力的現象。

　　我們有位 28 歲的女性血糖測試者文小姐，她早餐要吃燕麥牛奶、2～3 個包子，我們很驚奇女孩子早餐的飯量怎麼會這麼大，她說：「因為我一直以來早餐不論吃什麼，中飯前都會低血糖，所以就只好讓自己多吃一點，但大多時候還是無法改善。」我們建議她早上先吃一顆蛋和豆漿後再吃其他減量的早餐，血糖就明顯被穩定下來，不再有低血糖的現象。她自己也很驚訝，原來這麼多年的低血糖肚子餓的問題竟然就被一顆雞蛋和一杯豆漿輕鬆解決了。

如何讓早餐更健康

　　如果習慣外食，在早餐店可以選擇鹹豆花；

　　吃漢堡請去掉一片麵包，再加一個蛋；

　　如果是三明治，那就在便利商店買一個蛋，可能的話再加一份沙拉一定要加醬，要麼自備油脂、要麼加少糖的和風油醋醬。

　　若是吃飯糰的話，只吃半個就好，把牛奶換成無糖豆漿，最好多一根黃瓜，或是番茄和蛋。

　　當然也可以考慮康妮推薦的低醣美味早餐，自己做，更安心！

你還在吃「健康早餐」嗎？這樣吃極度爆糖！

　　麥片是一種很好的膳食纖維，在研究中證實，它能有助於降低血中膽固醇，通常被認為是健康早餐的首選。

　　但別忘了，燕麥也是高醣類食物，一樣會導致血糖急速升高，尤其是過度加工的「即食燕麥片」、「燕麥粉」、「五穀粉」分解吸收的速度更快，導致血糖急劇上升，而且為了增加口感與賣點通常會添加各式口味的甜味劑。

　　所以早餐若沒有先吃蛋白質與油脂擋在醣類食物前面，或是不注意醣類的食用分量時，一大早直接吃牛奶麥片、五穀粉或吐司抹果醬的話，常常會讓我們的測試者都會有出乎意料的高血糖狀況。更別說孩子們最愛吃的穀物圈或巧克力玉米脆片等，廣告都會大肆宣傳是孩子營養均衡的早餐選擇，泡牛奶就可以食用的甜脆片，但實則含醣量相當驚人且添加劑、甜味劑也非常多！

如何讓它更健康

適量生燕麥片必須和整天的全穀雜糧與主食分量一併計算，25 克未煮過的生燕麥就等於吃下 1/4 碗飯（一份醣）或將燕麥全部或部分換成低醣格蘭諾拉麥片（食譜第 368 頁）。

另外，吃燕麥片前記得先吃點蛋白質或堅果墊底，把早餐換成蛋白質、膳食纖維含量更高的早餐，例如：洋車前子粉豆漿（食譜第 285 頁），溫暖的奇亞籽布丁（食譜第 370 頁）等等。

健康綠拿鐵？你確定喝對了嗎？

經過長期的觀察，大多數人都喜歡將綜合水果打成非常營養的天然綠色果汁，就像是「綠拿鐵」。許多人希望可以藉此方式攝取水果中的維生素和植化素。

但事實上，調理機攪拌時會破壞大量纖維，而纖維正是控制血糖的重要營養成分。如果又同時攪拌 4、5 種以上過甜水果，那這杯果汁就會是讓你瞬間飆高血糖值的升糖飲品，長期對血糖健康和體重控制有極大殺傷力。

如何讓它更健康

若喜歡吃水果，最好是飯後吃少量水果，而且盡量切著吃，別打成果汁。

　　如果你還是覺得用喝的補充植化素和膳食纖維比較方便，那建議你蔬菜：水果的比例為 =4：1，絕大部分比例為各色蔬菜，只加入極少量水果改善口感提升風味，另外，蔬菜汁千萬別打太順滑，稍微保留一點纖維感才能更符合健康需求。

　　康妮通常會將蔬菜汁打成抗發炎蔬菜汁：新鮮蔬菜在滾水裡燙過15 到 30 秒去草酸，加入亞麻籽、奇亞籽、薑黃粉，胡椒粉和亞麻籽油等大量抗發炎的植化素和 Omega3 好油，打成抗發炎蔬菜汁。

燙過的蔬菜可以包成一袋袋直接放入冷凍庫，可以省去每次要用來打蔬菜汁的時間。

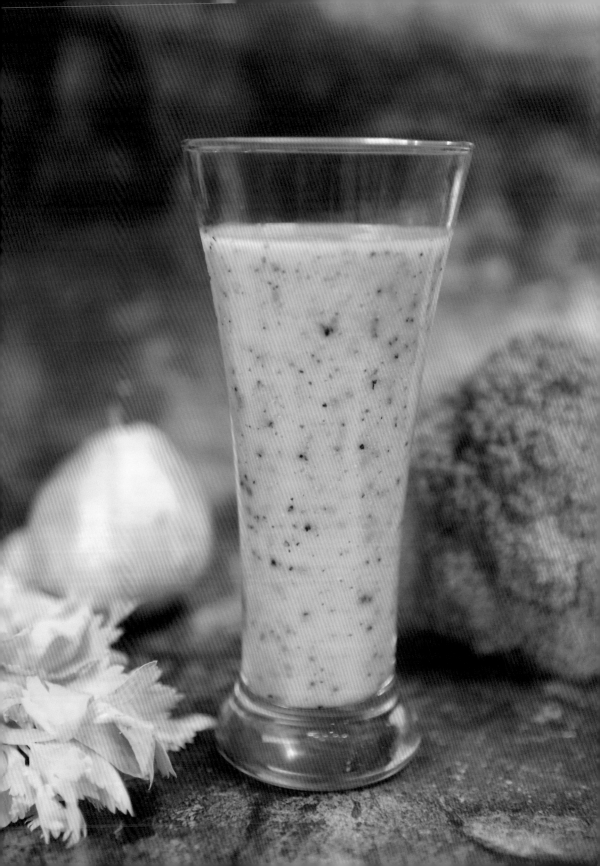

蔬菜水果 4：1 綠拿鐵

食材
芭樂半個　　　蔬菜 2 種　　　薑黃粉　　　　胡椒粉

奇亞籽　　　　亞麻籽　　　　亞麻籽油

做法
將所有材料與水加入果汁機，一起打成汁，不濾渣直接喝即可。

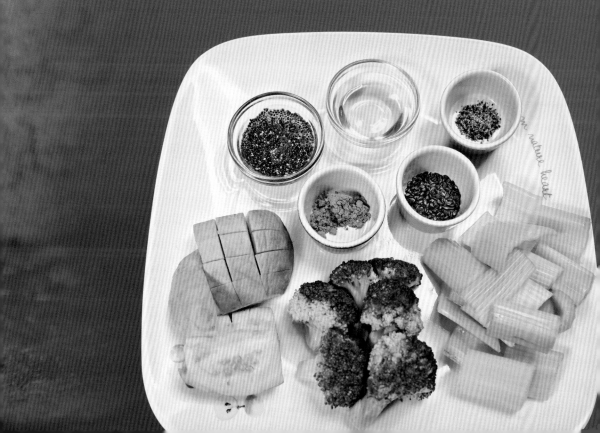

格蘭諾拉麥片 Keto Granola

食材

1 杯核桃	1/2 杯胡桃	1/3 杯腰果
1/3 杯杏仁片	1/3 杯南瓜子	1/3 杯葵花籽
1.5 大匙芝麻	1.5 大匙亞麻籽	1/4 杯羅漢果糖
2 茶匙肉桂粉	1 茶匙海鹽	2 茶匙香草精
1/3 已經融化的椰子油		

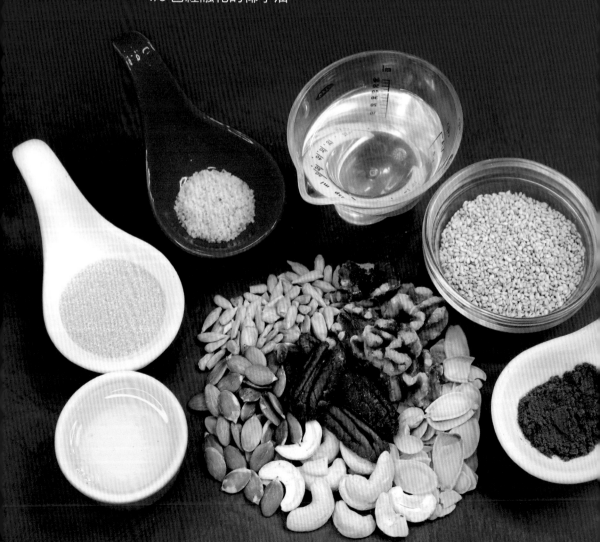

做法

1. 把所有堅果、鹽、糖、肉桂粉混在一個大碗裡。

2. 準備另一個碗，把椰子油、香草精攪拌均勻。

3. 把步驟 2，均勻地和步驟 1 的堅果充分混合後，鋪平在烤盤上。

4. 烤箱預熱 150 度，烤 15 分鐘。最後把烤好的堅果片，用手輕輕扒開成小片狀，就成為完美的低醣麥片。

5. 享用時可以泡在冰豆漿或杏仁奶中。

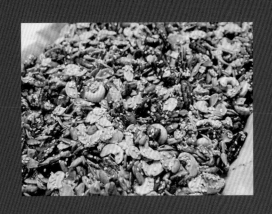

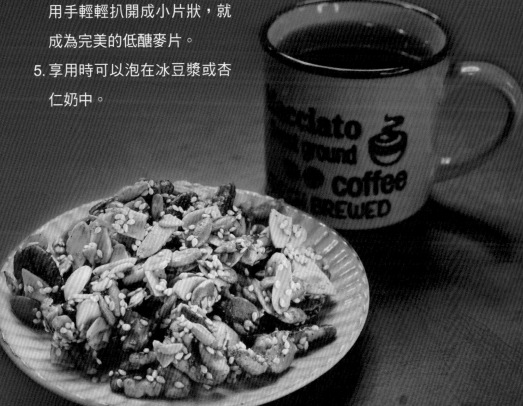

奇亞籽布丁

食材

100ml 鮮奶油　　　　　200ml 無糖椰奶

35 克奇亞籽　　　　　1/4 茶匙海鹽

1 又 1/2 大匙赤藻糖醇　1 又 1/2 大匙香草精

50ml 水

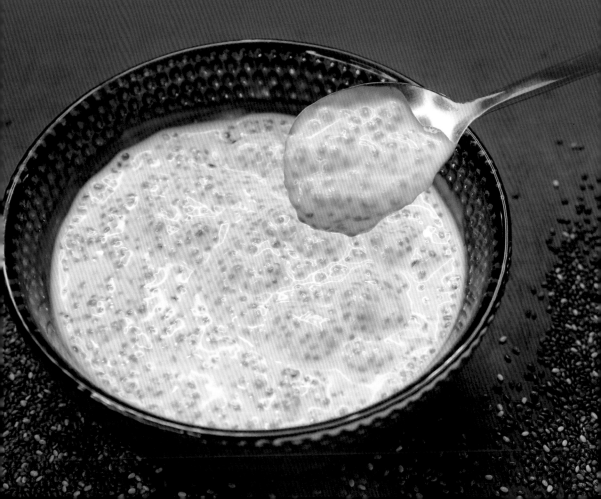

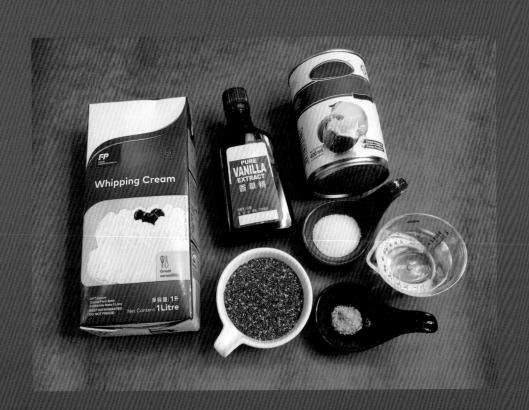

 把所有材料攪拌均勻,放入冰箱 30 分鐘後,即可食用。若不喜歡冷食,也可以用微波爐打熱。

 讓味道更絕妙的祕訣:香草精一定要自己做!如果你喜歡做甜點,強烈建議一定要買天然的香草干,放入朗姆酒中,浸泡 6 個月以上,是最佳的香草精!

亞麻籽油益生菌優格

優格　　　　　初榨亞麻籽油　　　椰花蜜糖（椰糖）
堅果（格蘭諾拉 granola 麥片）
低升糖水果一份（依自己喜好加入，藍莓等）

主要材料為優格與亞麻籽油。椰糖能增加風味與香氣，其他
食材依自己喜好自由添加，拌在一起即可享用！

一份醣三明治

薄片全麥吐司　　　黃油　　　　酪梨片　　　太陽蛋
番茄片　　　　　　鮪魚罐頭　　少許辣椒粉　少許鹽

1. 全麥吐司烤熱，塗上黃油。
2. 把其他食材或者依照你的喜好鋪上，加點辣椒粉和少許鹽
　 或胡椒粉即可。

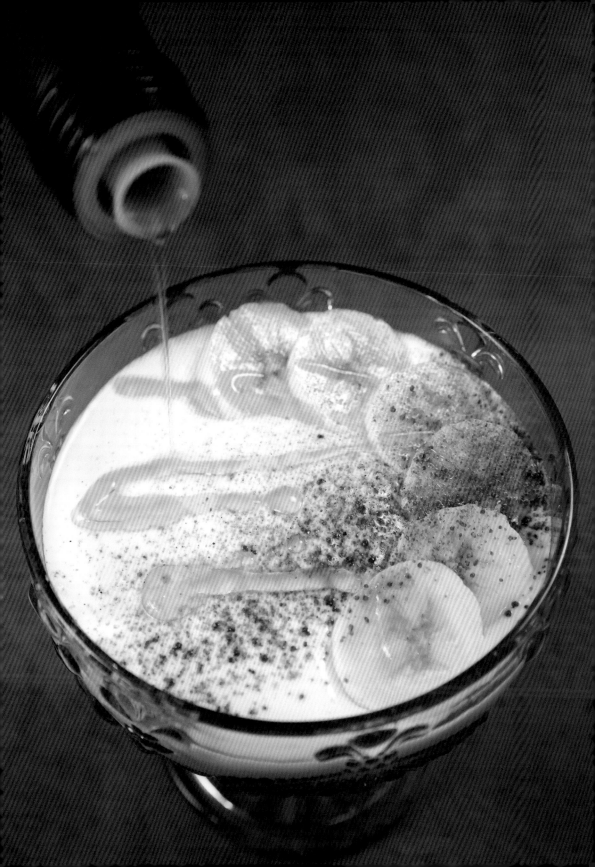

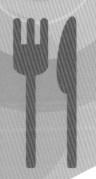

25 種解饞又減肥的聰明零食、甜點和飲料選擇之完整清單

微飢時刻

當饑餓感來襲，你被生理的渴望騷動時，請你確保自己選擇的美味零食是正確的。千萬別在最飢餓的時候失去理智，選擇了爆醣甜點，食用後又極度後悔感到罪惡。這樣的心態會讓減肥的人壓力過大，不僅心裡不舒服，壓力也會影響荷爾蒙，讓減肥更難成功。所以建議你平常可以多準備下列這些零食在冰箱裡，餓的時候，隨時可以有正確的選擇補充。

另外，當你真的一不小心爆醣時，千萬不要愧疚氣餒，沒有人會因為一個甜甜圈而變成胖子，也沒有人只吃一餐沙拉就變成仙女，就當做是快樂的一餐好好享受吧，保證長期正確的飲食就能維持好健康與身材。

得不到的永遠在騷動，越是克制越是難耐。放心吧！就讓康妮帶著你一起做低醣卻能讓你獲得滿足的高營養甜點吧！它們不僅是健康食品，也是你會想一吃再吃的甜蜜美味！

脆脆的

☑ 用烤箱烤過的原味堅果，待冷脆後裝玻璃罐放冰箱。
或製作康妮超拿手零嘴：格蘭諾拉堅果麥片，可以像餅乾一樣直接享用。再搭配一杯熱紅茶，這樣享受下午茶時光真是太愜意了！

☑ 蔬菜棒：
例如：小黃瓜、西芹菜、胡蘿蔔等等，可以搭配自製各式沙拉醬，凱撒醬或芝麻醬或辣椒醬，補充維生素、天然酵素與膳食纖維，非常涮嘴！

☑ 氣炸蔬菜：
將杏鮑菇、四季豆、彩椒、切成一口大小與玉米筍一起直接放入氣炸鍋氣炸，完成後撒上胡椒鹽（鹽與胡椒粉），就是外酥乾爽，咬下去卻又會多汁的高纖「蔬條」！

鹹的

☑ 溫泉蛋，鹽水毛豆，增加蛋白質攝取。

☑ 滷味豆干、滷海帶，增加蛋白質與膳食纖維攝取。

☑ 乳酪條、起司球，增加蛋白質攝取。

☑ 鷹嘴豆泥加鮮奶油，增加蛋白質與天然油脂攝取。

☑ 西蘭花或花椰菜米鋪滿起司後，放入烤箱焗烤或微波，成為焗烤西藍花，增加膳食纖維與天然油脂。

☑ 鮪魚罐頭，增加蛋白質攝取。

☑ 三文魚烘蛋，高蛋白與好油脂的組合，熱騰騰出爐的三文魚烘蛋柔軟而鮮嫩，讓人非常溫暖飽足，一整個下午的時光都充滿活力，幸福滿滿！

甜的

- [x] 格蘭諾拉堅果麥片。
- [x] 無醣乳酪麵包是康妮吃過口感最好的無醣麵包！
- [x] 滿滿濃郁的起司與堅果香氣，讓美味與好油脂在味蕾上起舞！
- [x] 自製低醣巴斯克重乳酪蛋糕：
  一位糖尿病患者在嘗試過康妮的重乳酪起司蛋糕後淚水盈眶，他説：「從沒有想過得糖尿病以後還能享受這麼綿密又濃郁的幸福蛋糕，重點是幾乎不升血糖！」康妮的重乳酪起司蛋糕極度低醣，而且全部下重本使用天然草飼乳酪，讓吃甜點成為幸福又健康的事情！相信我，你一定會愛上它！
- [x] 凍巴斯克重乳酪蛋糕霜淇淋加黑巧克力醬：
  將重乳酪起司蛋糕冷凍後又是一番新奇滋味！冰涼濃郁的乳酪蛋糕在口中融化，其香甜再加上無糖或低糖黑巧克力醬的微苦回甘，真是太絕了！
- [x] 優格＋亞麻籽油＋堅果＋赤藻糖醇＋藍莓（隨意混合）：
  優格可以自由搭配你喜歡的風味與營養，趁下午嘴饞時補充優格中的高蛋白高鈣與益生菌吧！
- [x] 愛玉＋奇亞籽＋檸檬＋赤藻糖醇＋百香果（隨意混搭）：
  這絕對是讓人讚不絕口的高纖甜點！你幾乎感受不到奇亞籽的口感，所以甜湯中盡量放奇亞籽可以趁機增加大量纖維！一份醣的百香果與檸檬的搭配讓愛玉化成酸酸甜甜的滋味，每次製作時孩子都垂涎三尺，實在是好吃極了！

☑ 奇亞籽布丁：

如果你很難吃足每日建議分量的膳食纖維，一定要試試這
個奇亞籽布丁！這道甜點的每一口都是滿滿的膳食纖維，
卻又因為浸泡在鮮奶油中口感冰涼滑嫩，所以被家人稱之
為「甜甜的魚子醬」，你甚至可以撒上肉桂粉，提引風味
又香氣撲鼻！

☑ 鮮奶油紅茶加羅漢果糖：

代替市售果葡糖漿與砂糖、奶精、牛奶製成的奶茶。

☑ 仙草奇亞籽加赤藻糖醇：

你絕對無法想象減肥還能大口吃仙草！只需要將糖漿換成
赤藻糖醇後，微苦的香氣、兒時的記憶都能毫無負擔的經
典重現！

☑ 螺旋藻冰沙：

粉狀的螺旋藻比錠劑與膠囊狀的螺旋藻少了更多的添加
劑、定型劑與膠囊殼。但螺旋藻粉的味道比較重，有些人
不喜歡，家人們也都對此興趣缺缺。為此，康妮特別研發
出完全吃不出螺旋藻味的螺旋藻冰沙，利用一份醣冷凍香
蕉的濃郁與香甜賦予整杯冰沙綿密滑順口感，讓補充螺旋
藻粉變成一道家人都搶著要吃的甜點美食！

☑ 奇亞籽木耳飲：

吃不下蔬菜的你可以直接把木耳飲當做餐後甜點，不僅極
低醣而且還能補充大量膳食纖維！

渴了

☑ 水！一定要多補水！

☑ 新鮮薄荷蘇打水。

☑ 蔬菜：

水果 =4:1 的蔬果汁，補充大量膳食纖維、植化素、天然酵素與與抗氧化劑。

☑ 不加糖或加些微代糖的綠茶，盡量避免太濃的茶，淡淡的有香氣即可。

☑ 堅果濃豆漿＋膠原蛋白＋洋車前子粉＋菊糖：

來自堅果的好油，黃豆或黑豆與膠原蛋白的優質蛋白質，洋車前子粉或菊糖的大量膳食纖維，讓簡單的一杯豆漿帶給你身體充足的營養吧！

低醣甜點食譜

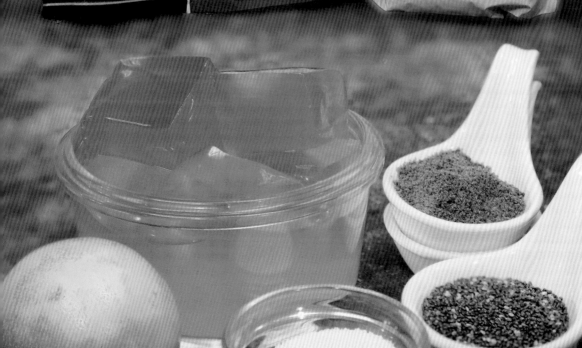

高纖百香檸檬愛玉

食材

天然愛玉凍 100 克

奇亞籽 5 克

（奇亞籽一定要如圖泡開）

百香果一個

檸檬汁少許

羅漢果糖水

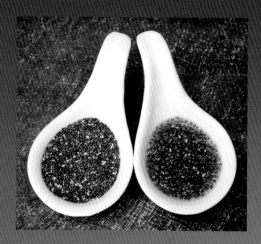

做法　全部食材混合後，加點冰塊，即可享用。

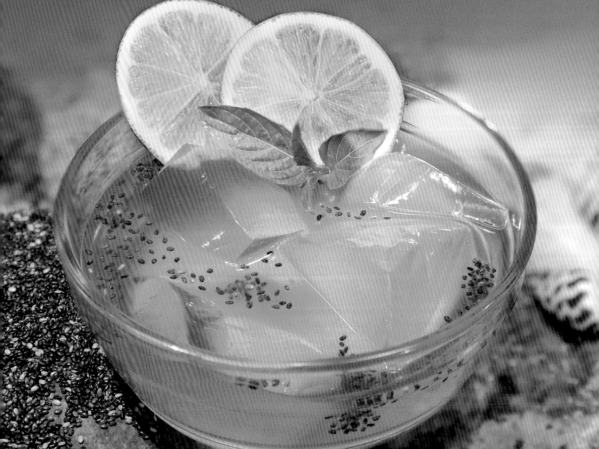

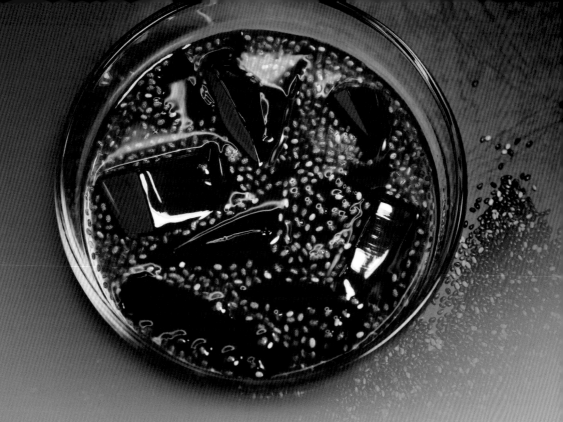

高纖仙草凍

食材

天然仙草所製成的仙草凍 150 克

奇亞籽 5 克

鮮奶油 5 克

羅漢果糖水

做法

全部食材混合後，加點冰塊，即可享用。

好油脂雙起司比士吉

莫扎瑞拉起司（條狀）80 克　　切達起司 25 克

椰子細粉 80 克　　　　　　　　酵母菌 1 茶匙

香草精 1 茶匙　　　　　　　　　全蛋 4 個

赤藻糖醇 2 大匙　　　　　　　　融化椰子油 60ml

蜜桔皮少許

1. 將莫扎瑞拉起司、切達起司、椰子細粉、香草精混合。另外，將酵母菌加如少許糖和水發酵。

2. 另將雞蛋、椰子油和赤藻糖醇，混合攪拌均勻。

3. 將步驟 1 和步驟 2，全部混合後，並覆上保鮮膜，靜置 20 分鐘。

4. 把靜置好的麵團，分成 8 個等量麵團。

5. 把蜜桔皮均勻包入小麵團裡。

6. 將小麵團放入烤箱發酵約 15 ～ 20 分鐘。

7. 烤箱預熱 180 度，烘焙大約 10 ～ 15 分鐘即可。

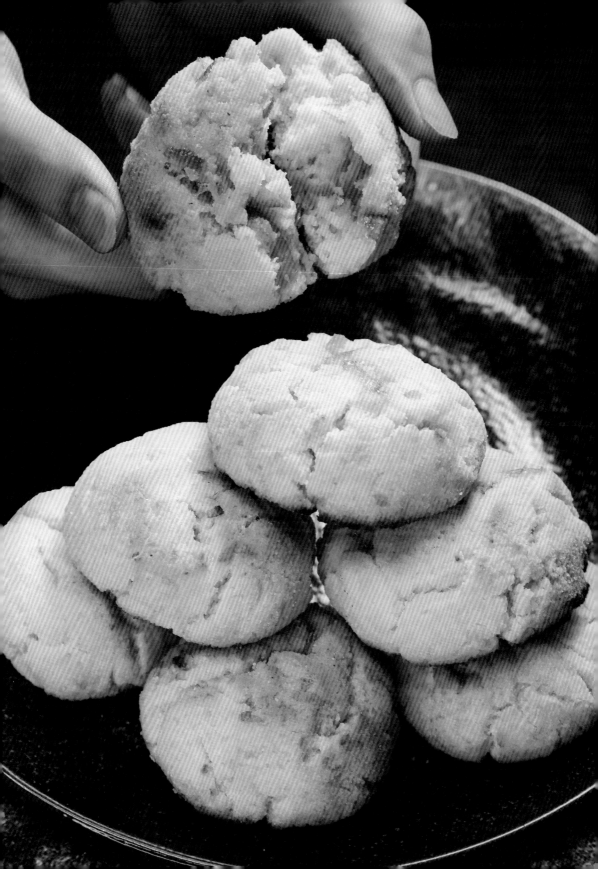

自製低醣巴斯克重乳酪蛋糕

食材

赤藻糖醇 60 克

奶油乳酪（室溫軟化）500 克

鹽 1 茶匙

全蛋 3 個

鮮奶油 250 克

椰子細粉 15 克

做法

1. 全蛋先打出來，確定每個蛋沒問題，而且沒有碎蛋殼後，把所有材料混合拌勻。這裡務必使用攪拌機，攪拌至均勻細緻。這是好吃的祕訣。

2. 烤箱預熱 200 度。

3. 把烘焙紙折進模具裡，將步驟 1 料倒入模具中，抬起磨具再輕輕拍在桌上，把蛋糕中的氣泡釋放出來，避免成品有蜂巢洞，影響美觀。

4. 送進烤箱烤 40 分鐘，冷卻冷藏即可。

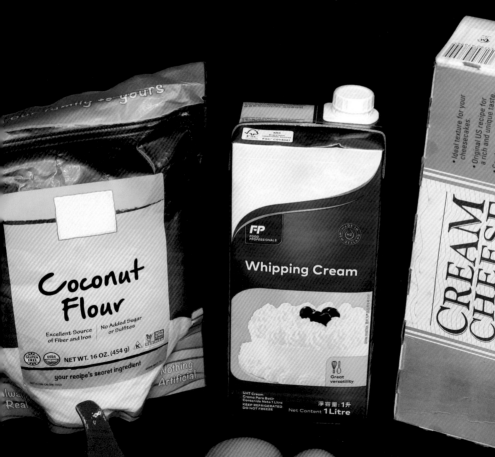

Coconut Flour

Excellent Source of Fiber and Iron | No Added Sugar or Sulfites

GLUTEN FREE | USDA | NET WT. 16 OZ. (454 g) | K

your recipe's secret ingredient

Nothing Artificial

Whipping Cream

FP FOOD PROFESSIONALS

Great versatility

UHT Cream
Crema Para Batir
Contenido Neto 1 Litre
KEEP REFRIGERATED
DO NOT FREEZE

淨容量:1升
Net Content 1Litre

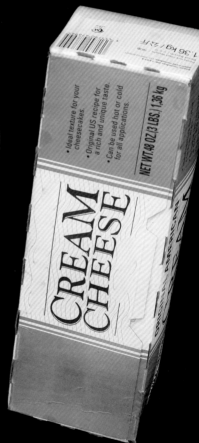

CREAM CHEESE

• Ideal texture for your cheesecakes.
• Original US recipe for a rich and unique taste.
• Can be used hot or cold for all applications.

NET WT. 48 OZ.(3 LBS.) 1.36 kg

1.36 kg

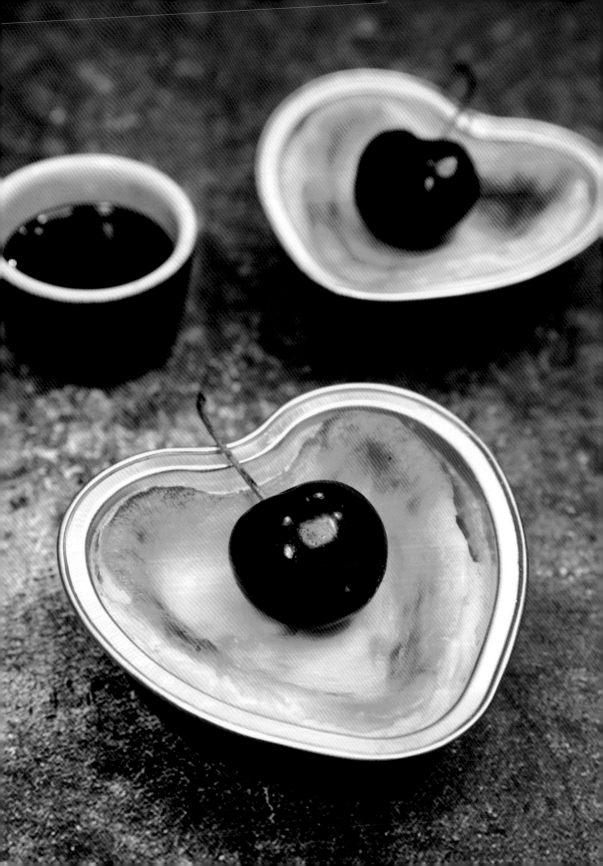

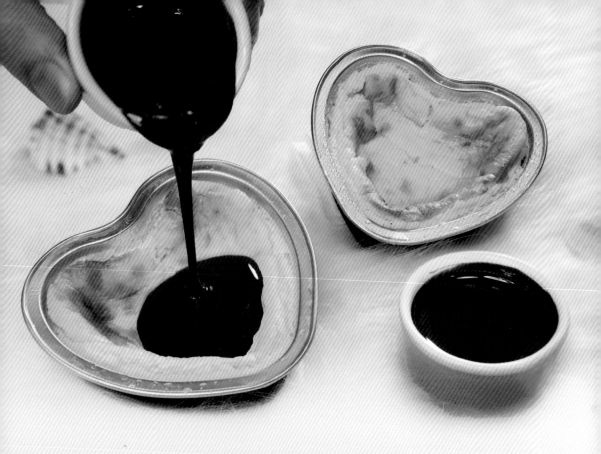

凍巴斯克重乳酪霜淇淋加黑巧克力醬

　　這是巴斯克起司蛋糕的新吃法！如果自己做了一整份巴斯克蛋糕吃不完，可以直接放在冷凍庫裡。凍巴斯克的口感與霜淇淋實在是太像了，再淋上黑巧克力醬，苦苦甜甜夾著起司香醇，真是太享受啦！

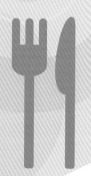

8 種出門必備的血糖友好小物清單

　　這是康妮或瑞莎長時間出門必備的**血糖友好食物清單**，來不及吃飯時也可以用這些寶貝快速補充營養，來緩和外食的血糖震盪。

緊急救援：

便利商店可以買到的

1. 溏心蛋或茶葉蛋

2. 濃豆漿

3. 小包堅果

爆糖餐前記得先墊蛋白質和堅果油脂，減少血糖震盪。

康妮的包裡會選擇性的備有：

1. 小瓶亞麻籽油

2. 堅果小包

3. 洋車前子粉

4. 螺旋藻片

5　自備水煮蛋

6. 赤藻糖醇

7. 膠原蛋白粉

8. 減醣益生菌

1. 亞麻籽油：外食不好的油品容易讓人發炎，應盡量避免。例如：外食的燙蔬菜，請商家不要加油，再淋上自帶的 Omega3 或 Omega9 的小瓶油。

2. 堅果：堅果中不僅富含油脂也含有一些膳食纖維和抗氧化劑。當你準備享受一次披薩薯條可樂大餐又擔心快餐會讓你高醣發炎時，記得提前攝取一把堅果，在你等待披薩出爐前的這十分鐘裡，堅果裡的油脂不僅能穩定你之後即將飆升的血糖，堅果中的抗氧化劑還能減少一些快餐中反式脂肪可能帶給你的動脈硬化與慢性發炎。**康妮會更傾向於自己買原味的堅果，用 150 度以下低溫輕烘焙即可，市售即食堅果中所含的調味品與添加劑過多，而低溫烘焙保證堅果風味更佳的情況下，不會因為高溫而破壞了其中珍貴的營養素與抗氧化劑。**

3. 洋車前子粉：餓的時候可以用市售濃豆漿加洋車前子粉，增加飽足感並補充膳食纖維。

4. 螺旋藻片：蔬菜攝取不足時，可隨時補充螺旋藻片，1 份蔬菜 =10 顆螺旋藻。

5. 水煮蛋：自己備水煮蛋非常方便，或直接在便利店買也可以。

6. 赤藻糖醇：外出點咖啡或飲料想加糖時，可以自備赤藻糖醇。

7. 膠原蛋白粉：蛋白質攝取不足時，可以吃水煮蛋或一勺膠原蛋白粉。

8. 減醣益生菌：市面上有減醣功能的益生菌，其原理就是：這種菌會以腸道中的醣作為自己繁殖的養分，相當於把你要吸收的醣作為益生菌自己的食物吃掉了，從而達到減醣的效果。但你不能完全依賴於減醣益生菌，做到自主控醣才是真正健康的做法，減醣益生菌可作為輔助。

專家加碼：腸道益生菌是如何幫你減醣並減脂？

—— 何威燕藥師

想要獲得易瘦體質，就要養好菌！

你知道你的腸道裡每天都在開滿漢全席的派對嗎？！

每一口你吃下去的美食，都會被你的腸道菌瓜分！如果餵養壞菌的營養多，則壞菌就會長的又多又好，它們能打敗好菌、造成肥胖又增加發炎；反之，如果照顧好體內的好菌，它們不只能幫助我們減肥成功，還能事半功倍地維持健康！

腸道菌有「幫派」也有「牆頭草」：腸道裡 60% 的菌是「牆頭草」，如果壞菌偏多，他們就會支持壞菌；好菌偏多，他們又會成為好菌。

而你的腸道菌相決定了你能**吸收多少營養，轉化多少脂肪**，和是**否會感到饑餓**。討好這些「牆頭草」們其實並不難，只需要養好你的好菌，就能讓「牆頭草」們全部「改邪歸正」，**有助於燃脂，控制食欲並延長飽足感**。

養好菌的五個方法

一、餵給好菌愛吃的食物

精緻醣類和讓人發炎的油脂會讓壞菌壯大、從而擊敗好菌，造成體內發炎甚至腸漏症，導致各種慢性病。

膳食纖維是好菌的養分，多元的膳食纖維更是好菌超愛的美食組合，所以千萬不要每天都只餵它們吃高麗菜！它們能從不同的纖維中攝取多元充足的養分，來抗衡壞菌、減少脂肪的轉化、保護腸道粘膜。

好菌愛吃的食物例如：所有多元蔬菜、菊苣、發酵食物等等……在康妮的美食最減肥篇章中，就有非常多攝取好菌美食的方法！

二、補充好菌

為什麼要吃益生菌？

我們人類在自然出生時，會經過媽媽的產道，其中就會獲得來自母親各式各樣的菌，這些菌的種類與數量就已經開始影響我們的健康。

通常寶寶在出生 6 個月內因為有來自母體的好菌保護，所以大多數寶寶在 6 個月之內比較不容易生病。但漸漸長大，隨著不良飲食習慣（低纖維與發炎飲食），生活壓力，抗生素濫用，我們體內的好菌會越來越少。直接補充好菌能豐富我們的腸道菌生態，增加好菌的數量與戰鬥力，避免牆頭草菌變壞菌。

※ 何藥師喵喵叫：剖腹產的寶寶能接觸到的菌種就比較少，所以菌叢多元性就不如自然產的寶寶，因此會鼓勵孕婦自然生產、多餵母乳，讓寶寶多些保護力！

市面上的益生菌產品這麼多，要如何挑選好的益生菌？

1. 挑選有認證編號的益生菌，才是好的益生菌。

益生菌千萬種，這就好像打仗的士兵也有成千上萬種，都叫「兵」，但有些「兵」是烏合之眾，一到打仗首先逃跑，有些「少爺兵」光有一張帥氣的臉卻沒有真槍實彈的經驗，而「兵 007 號」是特種部隊的精銳軍種，一抵千軍，沙場經驗豐富！沒有編號的益生菌，就像叫了一群不知有沒有效的士兵上陣；而有編號的益生菌，才是經過測驗，確認百發百中的精銳「菌」隊！

例如像 Lactobacillus rhamnosusBV-77、Bifidobacterium LactisCP-9，**就獲得了抗肥胖之乳酸菌菌株的專利**。而 Lactobacillus salivariusAP-32、Lactobacillus reuteriGL-104，**對二型糖尿病有正面幫助，也可以幫你減醣**。因為這對菌兄弟最愛吃醣，當你在餐前先吃了這兩隻菌種後，接著再開始攝入醣時，它們會先將醣搶起來自己吃，當做自己成長繁殖的養分。這相當於能夠讓你減少醣的吸收，減少飲食攝取的葡萄糖進入血液，增加胰島素敏感度，所以吃爆醣餐前可以先吃這種類型的減醣益生菌。**你甚至可以用連續血糖機測試這些減醣益生菌的降糖效果，降糖的幅度會因個人體質而異。**

2. 若能順便給好菌帶上便當一起進入腸道，可以提升好菌的定殖！

所謂的益生元（prebiotics）又稱為益生質、益菌生或益菌質，就是益生菌的養分。簡單來說，益生元就是幫助益生菌作戰的糧草與裝備，有充足的糧草與裝備才能幫助益生菌在沙場中打敗壞菌，藉由不斷補給益生菌營養，來打敗頑強的對手。

挑選益生菌時，請看後方成分標示，務必選擇有益生元的產品，例如：果寡糖、木寡糖、膳食纖維等等。

3. 挑選能耐胃酸、耐膽鹼的菌種與技術，確保益生菌能平安到達腸道。

挑選具有專利包埋技術的益生菌，能耐台灣高溫潮溼環境，經得起胃酸、膽汁酸等消化液腐蝕的益生菌，才能順利抵達腸道進行繁殖生長。

三、抗生素就像腸道裡的核彈，不論好壞一律殲滅

大量吃抗生素是非常傷身傷益生菌叢的，所以在服用抗生素後更要持續服用好的益生菌，能幫助好菌快速成長，影響「牆頭草」們的選票，壯大勢力範圍。注意吃益生菌與抗生素要隔開 2 小時，以免又被抗生素滅口。

四、生活作息正常，多活動，睡眠充足，適當紓壓

五、每日固定時間排便

　　減肥與維持健康是現代人長期抗戰的課題，但網路上的資訊排山倒海、渲染功效的文字琳瑯滿目、網紅們曼妙的身子讓人眼花繚亂，到底什麼才是不傷身且對身體真正有好處的方法呢？

　　在醫藥界從業近二十年，見識到太多的行業內幕。我認為能用真實數據追蹤並看到實際改善效果的方法，才是真正專業的硬實力。以前除了每年一次的體檢報告外，很難有機會真正了解自己健康好壞的實時變化或改善數值，所以常常忽略了日常生活中不正確的飲食或生活方式會帶給自己多麼深遠的健康影響。好比説「我偶爾才這樣吃啦，吃一次又不會怎樣！」或是「大家都這樣吃誒，應該還好吧！」日積月累，直到某一天受不了自己的腰圍與體重，或某一次突然的疾病爆發，才會意識到原來健康如此重要。

　　正確健康的瘦身與維持健康的因素包括：正確的均衡飲食、適量的運動、理想的血糖、腸道好菌多、壓力釋放等等；而不是什麼超效減肥藥、動刀抽脂等等。感謝現在的科技越來越進步，也感謝有非常認真的人願意把新科技好方法普及給大眾。

　　康妮與瑞莎最新的連續血糖機檢測能夠做到每 5 分鐘就有一次數據回饋，用明確數據來證明你的飲食、行為、生活方式是如何影響你的健康，並能將血糖與你個人對飲食的關係做成詳細且易懂的報告，

幫助健康專業與非專業的人士都能輕鬆建立正確減肥與保持健康的觀念。由於每個人的體質不同，必須藉由科學數據，才能顯示出健康方法、食品或產品對你的減肥與健康是否真的有效。**對身體的影響，應該由數據說了算！**這是非常具建設性的有效科學新方法，短短兩周的連續血糖機檢測就可以讓你懂得這輩子到底該如何正確的享受美食與運動健身！

　　跟著康妮與瑞莎一起善用科技，走進預防醫學與烹飪醫學的新領域，成功瘦身不復胖並維持健康人生吧！

何威燕　藥師

何威燕藥師：中華健康管理協會榮譽理事長、台灣高考藥師執照。

參考資料

前言　到底什麼是你肥胖的主因

1/2/3. The Obesity Code: Unlocking the Secrets of Weight Loss
Diabetes Epidemic and You：Joseph R. Kraft, MD, MS, FCAP，Publishing, 2007.

4. Mastering Diabetes: The Revolutionary Method to Reverse Insulin Resistance Permanently in Type 1, Type 1.5, Type 2, Prediabetes, and Gestational Diabetes

5. The route to diabetes: Loss of complexity in the glycemic profile from health through the metabolic syndrome to type 2 diabetes

6. https://www.mohw.gov.tw/mp-1.html

7. Sleep Duration and Risk of Type 2 Diabetes: A Meta-analysis of Prospective Studies

第一章　CGM 連續血糖機 精準減肥全攻略「想胖都難」

1/2/3. Cell: The Personalized Diet, The Pioneering Program to Lose Weight and Prevent Disease

4. International diabetes federation(IDF): 2011 Guideline for management of postmeal glucose in diabetes

5. The journal of clinical investigation volume 50 1971 2215，The effect of alanine on glucagon secretion

6. Metabolic flexibility in health and disease Bret H. Goodpaster, Ph.D. and Lauren M. Sparks, Ph.D.

7. whatthefatbook.com/prof-grant-on-metabolic-flexibility/

8. Flipping the Metabolic Switch: Understanding and Applying Health Benefits of FastingStephen D. Anton,1 Keelin Moehl,William T. Donahoo, Krisztina Marosi, Stephanie Lee,ArchG. Mainous, III, Christiaan Leeuwenburgh,1and Mark P. Mattson

第二章　聰明做對運動，增肌減脂降血糖

1. Effect of exercise timing on elevated postprandial glucose levels Yoichi Hatamoto, Ryoma Goya, Yosuke Yamada, Eichi Yoshimura, Sena Nishimura, Yasuki Higaki, and Hiroaki Tanaka

2. Importance of the "crossover" concept in exercise metabolism, George A. Brooks

3. Modulation of Insulin Sensitivity by Exercise Training: Implications for Cardiovascular Prevention，Guido Iaccarino, Danilo Franco, Daniela Sorriento, Teresa，Strisciuglio, Emanuele Barbato & Carmine Morisco

第三章　康妮美食最減肥

1. CHEFMD'S BIG BOOK OF CULINARY MEDICINE/ John La Puma，M.D.and Rebecca Powell Marx

2. 衛福部食品藥物管理署

康妮瑞莎　精準控醣
連續血糖機檢測爲你與家人有效減肥並改善慢性病

作　　者　吳佳樺（瑞莎）、李淑眞（康妮）
編　　輯　吳佳樺
校　　對　吳錦隆
插圖設計、攝影　吳政勳
出版發行　吳佳樺
　　　　　電話：（02）2553-6269
　　　　　地址：103台北市大同區雙連街11巷4號3樓
設計編印　白象文化事業有限公司
　　　　　專案主編：黃麗穎　經紀人：徐錦淳
經銷代理　白象文化事業有限公司
　　　　　412台中市大里區科技路1號8樓之2（台中軟體園區）
　　　　　出版專線：（04）2496-5995　　傳眞：（04）2496-9901
　　　　　401台中市東區和平街228巷44號（經銷部）
　　　　　購書專線：（04）2220-8589　　傳眞：（04）2220-8505
印　　刷　基盛印刷工場
初版一刷　2022年4月
定　　價　480元
I S B N　978-957-43-9393-0

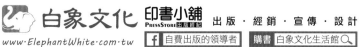

白象文化　印書小舖　出版‧經銷‧宣傳‧設計
www.ElephantWhite.com.tw　自費出版的領導者　購書 白象文化生活館